VIVIANE WISNIEVSKI

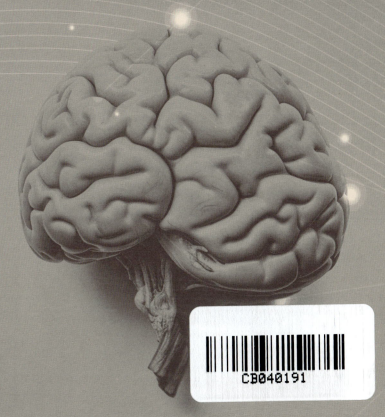

DESCOMPLICANDO O
NEURO
FEEDBACK

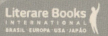

Literare Books
INTERNATIONAL
BRASIL·EUROPA·USA·JAPÃO

Copyright© 2024 by Literare Books International
Todos os direitos desta edição são reservados à Literare Books International.

Presidente do conselho:
Mauricio Sita

Presidente:
Alessandra Ksenhuck

Vice-presidentes:
Claudia Pires e Julyana Rosa

Diretora de projetos:
Gleide Santos

Capa:
Ilike Agência Digital

Projeto gráfico e diagramação:
Candido Ferreira Jr.

Revisão:
Gabriele Lima

Impressão:
Gráfica Paym

**Dados Internacionais de Catalogação na Publicação (CIP)
(eDOC BRASIL, Belo Horizonte/MG)**

W815d Wisnievski, Viviane.
Descomplicando o neurofeedback / Viviane Wisnievski. – São Paulo, SP: Literare Books International, 2024.
104 p. : 14 x 21 cm

Inclui bibliografia
ISBN 978-65-5922-819-5

1. Neurofeedback. 2. Neurociências. 3. Cérebro. I. Título.
CDD 612.81

Elaborado por Maurício Amormino Júnior – CRB6/2422

Literare Books International.
Alameda dos Guatás, 102 – Saúde– São Paulo, SP.
CEP 04053-040
Fone: +55 (0**11) 2659-0968
site: www.literarebooks.com.br
e-mail: literare@literarebooks.com.br

PREFÁCIO

É uma honra e um privilégio estar aqui para compartilhar a história incrível por trás de "Descomplicando o neurofeedback", escrito por minha admirável esposa, Viviane Wisnievski. Nossa jornada começou em um cenário onde sinapses e eletrodos teceram os primeiros fios da nossa história. A partir desse encontro, o neurofeedback não foi apenas uma técnica, tornou-se a linguagem silenciosa que nos conectou de maneira única, nos aproximando dia após dia e nos trazendo grandes frutos, entre eles o nosso amado Benjamin e o nosso sonho em conjunto, a Neurowork.

Desde aqueles primeiros dias, tenho testemunhado não somente a sede de Viviane pelos incríveis mistérios do neurofeedback, mas também seu sonho em os compartilhar com o mundo, sonho este que se transformou nesta obra-prima literária.

"Descomplicando o neurofeedback" não é simplesmente um manual técnico, é uma obra que mergulha nas profundezas da neurociência, revelando os segredos da mente de maneira envolvente e acessível. Em suas páginas, Viviane desvela as metáforas que ela tão habilmente teceu ao longo dos anos, apresentando o neurofeedback como um maestro que conduz a sinfonia da mente humana rumo à perfeição. Associando conceitos, fundamentos, aplicações e benefícios a várias metáforas de fácil entendimento, Viviane consegue proporcionar clareza e leveza até mesmo nas partes mais intricadas da neurociência.

Em um mundo onde a saúde mental tornou-se uma prioridade inegável, a abordagem acessível e envolvente de Viviane proporciona uma lente clara para entender a complexidade do cérebro humano. Com anos de experiência como psicóloga, doutoranda em Psicologia e cofundadora da Neurowork, Viviane não apenas descomplica o neurofeedback, mas também o eleva a novos patamares de compreensão e aplicação.

Que este prefácio seja a porta de entrada para uma exploração que desafia e encanta, proporcionando não apenas compreensão, mas uma verdadeira conexão com a complexidade e beleza do cérebro. Que "Descomplicando o neurofeedback" seja para você o que foi para mim, uma trilha sonora que me guiou com harmonia pela sinfonia única que é a mente humana.

Boa jornada!

Com profundo carinho e respeito,

Tales Sales

AGRADECIMENTOS

Num caminho tão singular quanto o que percorri para trazer "Descomplicando o neurofeedback" ao mundo, descobri que as jornadas mais enriquecedoras são aquelas compartilhadas com pessoas extraordinárias. É com um coração repleto de gratidão que dedico estas palavras àqueles cuja presença foi essencial nesta aventura.

A Tales Sales, meu companheiro de vida, estendo meu mais profundo agradecimento. Sua força, paciência e apoio inabalável não apenas me sustentaram nos momentos de dúvida, como também iluminaram o caminho com amor e compreensão. Você é a rocha sobre a qual pude me apoiar e a brisa que encorajou minhas asas a se abrirem.

Cyntia Minardi e Ana Carolina Palermo, guardiãs da sabedoria e da inspiração, a vocês devo minha gratidão eterna. Suas sugestões e apoio não foram apenas fundamentais; foram as chaves que abriram novos horizontes para este trabalho. Sua generosidade em compartilhar conhecimento e tempo enriqueceu profundamente este livro.

À Marianna, minha revisora estelar, ofereço meu sincero agradecimento. Seu olhar cuidadoso e sua dedicação meticulosa não apenas aprimoraram este texto, mas garantiram que ele brilhasse com clareza e precisão. Sua habilidade em tecer palavras com tamanha maestria é verdadeiramente admirável.

Minha família, Victor, Paulo e Benjamim, vocês são o meu porto seguro e o meu farol. A paciência e o amor que demonstraram, enquanto eu me dedicava a este projeto, são tesouros que guardo no coração.

Aos meus pais, pilares de amor e encorajamento, minha gratidão é tão vasta quanto o céu. Desde o início, vocês me ensinaram a buscar o melhor em mim e no mundo ao meu redor. Cada passo que dou é fortalecido pelo amor e pela confiança que depositaram em mim.

Este livro é mais do que uma coleção de páginas; é um mosaico de amor, apoio e inspiração proporcionado por cada um de vocês. "Descomplicando o neurofeedback" não seria o que é sem a generosidade, a sabedoria e o carinho que vocês compartilharam comigo.

Com todo o meu amor e gratidão,

Viviane Wisnievski

SUMÁRIO

INTRODUÇÃO 9

1. CÉREBRO: O PALCO DO NEUROFEEDBACK 13

O lobo frontal: A capital metropolitana do continente cerebral | 14

O lobo parietal: As planícies e montanhas do continente cerebral | 17

O lobo temporal: Ecos da memória e harmonia sensorial | 21

O lobo occipital: A galeria de arte visual do continente cerebral | 24

O ecossistema interconectado do cérebro | 30

2. O NEURÔNIO: O PULSO DA VIDA 33

O potencial de ação: A centelha da comunicação neural | 36

3. NEUROFEEDBACK EM CONTEXTO 39

A orquestra sináptica: Fundamentos da eletroencefalografia | 42

4. COMO O CÉREBRO APRENDE 63

5. TECENDO A REDE NEURAL 71

A análise da partitura: Utilizando dados de EEG para medir o progresso | 78

Cartografando a melhoria: A jornada transdiagnóstica na floresta da mente | 78

Práticas clínicas recomendadas | 79

6. AS MÚLTIPLAS APLICAÇÕES DO NEUROFEEDBACK NA SINFONIA DA MENTE 83

7. ALÉM DO HORIZONTE: ORQUESTRANDO O FUTURO DO BEM-ESTAR COM NEUROFEEDBACK 97

REFERÊNCIAS 99

INTRODUÇÃO

Ah, o cérebro humano! Esse imenso continente pouco explorado, que tem fascinado curiosos e sábios ao longo dos séculos. Imagine, nossa massa encefálica, mais do que apenas o quartel general das nossas reflexões, é o cenário onde se desenrola um espetáculo que a ciência tem, com afinco, se esforçado para interpretar. Então, que tal embarcarmos em uma jornada histórica?

Os antigos egípcios, em sua sabedoria peculiar, foram os primeiros exploradores das profundezas cerebrais. Eles colocavam o coração no topo da hierarquia corporal e viam o cérebro como um batalhão secundário. Inclusive, durante a mumificação, removiam o cérebro pelo nariz (um método certamente um tanto exótico).

No entanto, no século V a.C., um visionário chamado Hipócrates, como um verdadeiro maestro da medicina clássica, começou a compor a sinfonia do entendimento cerebral, associando-o ao pensamento e às emoções. Ele estava no rumo correto, mas ainda havia um longo caminho para desvendar a sua verdadeira complexidade.

A Idade Média foi um período de apatia em termos de descobertas neurocientíficas. Contudo, com o Renascimento, veio uma era de despertar e renovação do interesse pelo cérebro. Leonardo da Vinci, com sua mente brilhante e mãos habilidosas, desenhou o cérebro humano com uma precisão e beleza que impulsionaram significativamente o estudo da anatomia.

Chegando ao século XIX, o palco estava montado para os neuroanatomistas, como Santiago Ramón y Cajal, um espanhol cuja habilidade em desenhar neurônios era de tirar o fôlego. Com suas técnicas de coloração, ele nos deu imagens do cérebro que se comparavam a obras de arte.

No século XX, a exploração do cérebro ganhou ferramentas de alta tecnologia. A invenção de recursos como o EEG (eletroencefalografia) e ressonância magnética permitiu que olhássemos para dentro do cérebro vivo, sem intervenções invasivas, dando um passo importante e revolucionando a neurociência.

Recentemente, com os avanços da tecnologia e da neurociência, começamos a desvendar mistérios que pareciam ficção científica em outros tempos. Estamos falando de conectar cérebros a computadores, entender melhor o armazenamento de memórias e até mesmo decifrar enfermidades complexas como o Alzheimer e Parkinson.

E, acredite, ainda estamos apenas explorando a superfície. A ciência avança a cada descoberta, abrindo novos caminhos e, é claro, encontrando novas indagações. É uma saga contínua, onde cada descoberta nos aproxima do grande desafio final: compreender integralmente essa maravilha que reside em nossas cabeças.

Bem, a odisseia de desvendar o cérebro é um entrelaçamento fascinante de história, ciência e uma insaciável sede de conhecimento que é intrínseca à nossa espécie. E a parte mais empolgante dessa narrativa? Estamos prestes a iniciar uma magnífica sinfonia de descobertas!

Imagine que seu cérebro é uma orquestra prestes a realizar um grande concerto. Cada seção de instrumentos (cordas, metais, madeiras e percussão) representa diferentes funções cerebrais, trabalhando em conjunto para criar uma sinfonia que é a sua experiência de vida. No entanto, a orquestra está tendo dificuldades para harmonizar-se, pois o maestro, que guia e coordena todas as seções, perdeu sua batuta[1], deixando a orquestra sem direção. Cada seção toca a sua própria melodia, sem coesão, assim como acontece em situações de estresse intenso, transtornos de ansiedade e outras patologias que desestabilizam o funcionamento geral do sujeito.

É então que o neurofeedback entra na sala de concertos, não como um maestro tradicional, mas como uma tecnologia inovadora que projeta a partitura em uma tela gigante, onde cada nota é iluminada no exato momento em que deve ser tocada. Esta tela é visível para todos os músicos, permitindo que eles vejam em tempo real quando estão desempenhando bem e quando precisam ajustar seu ritmo ou tom.

---

1 Varinha ou pequeno bastão de madeira leve com o qual os maestros regem as orquestras ou bandas, marcando o compasso, o andamento e a dinâmica da música, bem como a entrada dos diversos instrumentos.

O neurofeedback, neste contexto, age como um sistema de retroalimentação (feedback) visual e auditiva que fornece ao diretor uma nova forma de batuta: informações em tempo real sobre a atuação de cada músico. Com essa ferramenta, o maestro consegue identificar quais profissionais estão fora de sincronia e orientá-los para que ajustem suas atuações, garantindo que a peça flua sem descompassos e que a performance coletiva atinja a excelência esperada pelo público: a consciência consciente e subconsciente do indivíduo.

E assim como em um jogo onde se avança rapidamente de nível ao aprender e aplicar novas habilidades, o neurofeedback proporciona uma evolução acelerada na capacidade mental, tornando o "ensaio" mais eficaz. Além disso, a aplicação desse método inovador oferece benefícios terapêuticos reais, com potencial para ajudar no tratamento de condições como TDAH, ansiedade, depressão e melhorar o desempenho cognitivo até mesmo em pessoas "saudáveis".

Neste momento, convido todos a embarcar na jornada de descobrir como o estudo detalhado do cérebro pode iluminar o caminho para intervenções otimizadas e resultados transformadores!

1.

CÉREBRO: O PALCO DO NEUROFEEDBACK

À medida que mergulhamos no fascinante mundo do neurofeedback, torna-se evidente que nosso foco de interesse e estudo é o cérebro, ou seja, a complexa orquestra que rege nossas mentes. Possuir um entendimento profundo sobre sua anatomia e fisiologia não é apenas fundamental, mas capacita o profissional a compreender e interpretar as sutilezas da atividade cerebral. Com esse conhecimento, é possível desenvolver tratamentos mais precisos e personalizados, ampliando significativamente as chances de sucesso terapêutico. Portanto, este primeiro capítulo é um convite para explorarmos a estrutura e o funcionamento desta

CAPÍTULO 1

extraordinária máquina, estabelecendo a base necessária para aplicar o neurofeedback de maneira efetiva.

Para fazer jus à sua grandiosidade, gostaria que imaginassem o cérebro humano como um vasto ecossistema, onde cada lobo representa uma paisagem distinta, mas interconectada, compondo um bioma completo de funções cognitivas e emocionais. Neste ecossistema, os lobos frontal, parietal, temporal, occipital e a ínsula trabalham em harmonia, como diferentes habitats dentro de uma biosfera constituída. A integridade deste sistema é fundamental para a saúde e a funcionalidade do cérebro, permitindo que cada região desempenhe suas funções especializadas, enquanto contribui para o todo maior.

O cérebro não é apenas um órgão, mas um microcosmo complexo, um espelho do mundo em que vivemos. Cada lobo, com suas características e funções únicas, é um reflexo de como interagimos com o nosso ambiente e uns com os outros. Eles são a prova da nossa adaptabilidade e do nosso potencial ilimitado.

Escolha seu lugar, coloque seu cinto de segurança e prepare-se para desbravar esse território.

O lobo frontal:
A capital metropolitana do continente cerebral

Imagine o lobo frontal como a capital vibrante e pulsante do continente cerebral, um local onde as decisões mais críticas são tomadas e o futuro é planejado com precisão e cuidado. Esta região é o centro do governo, onde líderes e estrategistas (funções executivas do cérebro) se reúnem para debater, decidir e direcionar.

Aqui estão os principais setores dessa capital:

Tomada de decisão: no coração desta capital, encontra-se o palácio da tomada de decisão, onde os líderes ponderam as opções disponíveis. Como diplomatas considerando tratados, as áreas pré-frontais ponderam os prós e contras de cada escolha, prevendo consequências e guiando-nos para a seleção mais benéfica.

Planejamento e organização: os ministérios do planejamento traçam as rotas para futuras explorações, organizando passo a passo o que é necessário para alcançar os objetivos desejados. Aqui, o cérebro elabora planos detalhados, desde simples tarefas até complexas sequências de ações, como um engenheiro que desenha as *"blueprints"* de uma cidade.

Controle de impulsos e regulação comportamental: as forças policiais do lobo frontal mantêm a ordem, impedindo que impulsos súbitos ou comportamentos inadequados perturbem a paz da metrópole. Esta regulação é como a lei e a ordem de uma cidade, essencial para manter a sociedade funcionando em harmonia.

Expressão da personalidade e da criatividade: as galerias de arte e centros culturais do lobo frontal são locais de expressão da identidade individual e coletiva. A personalidade e a criatividade florescem aqui, permitindo-nos apresentar ao mundo quem somos e contribuir com ideias inovadoras, como artistas e inventores compartilhando suas obras.

Linguagem e comunicação: a agência central de comunicação coordena a troca de informações dentro e fora da capital. Áreas como o giro de Broca orquestram a produção da fala, permitindo-nos formular frases e dialogar, tão vital para a diplomacia entre nações quanto para uma conversa entre amigos.

Processamento e julgamento moral: os tribunais do lobo frontal avaliam as ações à luz dos valores e leis morais. Este processamento é fundamental para julgar o certo e o errado, como juízes ponderando a ética de uma ação.

Ao explorar o lobo frontal, estamos investigando a vasta e complexa rede de instituições que sustentam o funcionamento de uma capital. Este é o local onde a cultura, a ética e o futuro do nosso continente cerebral são moldados e onde a essência do que é ser humano (com todas as nossas aspirações, disciplinas e moralidades) é vividamente expressa.

Quando essa área é afetada, pode-se dizer que a própria essência do que nos faz seres humanos com-

---

Para saber mais sobre o lobo frontal, consulte:
Friedman, N. P.; Robbins, T. W. The Role of Prefrontal Cortex in Cognitive Control and Executive Function. Neuropsychopharmacology. 2022 Jan;47(1):72-89. doi: 10.1038/s41386-021-01132-0. Epub 2021 Aug 18. PMID: 34408280; PMCID: PMC8617292.

plexos e adaptáveis está em risco. Disfunções no lobo frontal estão relacionadas a mudanças na motivação e na iniciativa, assemelhando-se a uma cidade onde a energia e a dinâmica se perderam; dificuldades com a atenção e a concentração, como um governo incapaz de se concentrar em suas funções essenciais; problemas com a flexibilidade cognitiva, ou a capacidade de se adaptar a novas situações, como uma cidade que não pode se modernizar ou evoluir diante de mudanças; e, ainda, alterações na capacidade de abstração e raciocínio lógico, dificultando a resolução de problemas complexos.

O lobo parietal:
As planícies e montanhas do continente cerebral

Em nossa jornada pelo continente cerebral, deixamos para trás a agitação da metrópole frontal para explorar o vasto e diversificado território do lobo parietal. Este é o domínio onde as informações sensoriais são compiladas, onde a percepção espacial é aprimorada e onde a consciência do próprio corpo é profundamente enraizada. O lobo parietal é como um centro de comando avançado, processando e integrando dados para criar uma representação coesa do mundo ao nosso redor.

Pense no lobo parietal como as grandes planícies e as montanhas elevadas do continente cerebral, onde os sentidos convergem para formar um mapa vivo da realidade circundante. Essas terras são onde o toque, a pressão, a temperatura e a dor se entrelaçam, criando uma tapeçaria de sensações que nos orienta através do terreno da vida diária.

CAPÍTULO 1

As funções do lobo parietal podem ser comparadas aos múltiplos aspectos que compõem a geografia de uma nação:

Integração sensorial: as planícies do lobo parietal são onde as sensações táteis recolhidas pelas mãos e pelo corpo são interpretadas, como exploradores decifrando os segredos do terreno. Aqui, recebemos e damos sentido às texturas, formas e temperaturas, assimilando as experiências táteis em um contexto que nos permite interagir com o ambiente de maneira significativa.

Percepção espacial e consciência corporal: as montanhas representam a consciência espacial e a propriocepção, e os picos onde podemos avistar a posição do nosso corpo no espaço. Com essa habilidade, somos capazes de navegar pelo mundo, estimando distâncias e movendo-nos com precisão, o que é tão crucial para a sobrevivência humana quanto um mapa para um viajante em terras desconhecidas.

Processamento visual e espacial: os vales e rios do lobo parietal são os caminhos pelos quais as informações visuais fluem e são interpretadas em relação ao espaço. Essa capacidade é como um cartógrafo que traduz paisagens em mapas detalhados, permitindo-nos compreender a localização dos objetos e a relação entre eles.

Atenção e concentração: as vastas estepes do lobo parietal são o palco da atenção, onde a mente se concentra, enfocando tarefas e filtrando distrações, como um caçador que mira no alvo enquanto ignora o que é irrelevante.

Reconhecimento de objetos e faces: as cidades e aldeias dispersas pelo lobo parietal são centros de reconhecimento, onde identificamos e nomeamos os objetos e rostos que encontramos. Assim como identificar um amigo em uma multidão, ou um fruto comestível em um campo, esta habilidade é fundamental para a interação social e para a sobrevivência.

Processamento da linguagem: além do giro de Broca localizado no lobo frontal, o lobo parietal também participa do processamento da linguagem, especialmente na compreensão e na manipulação dos aspectos espaciais da gramática, como a construção de frases.

Cálculo e matemática: o lobo parietal também é a região onde os números e as operações matemáticas ganham significado, como um mercado onde as mercadorias são avaliadas e transações são calculadas.

Além dessas funções, o lobo parietal também tem um papel crucial em habilidades cognitivas mais abstratas:

Integração multissensorial: esta é a capacidade de combinar informações de diferentes sentidos, uma espécie de ponto de encontro ou mercado onde vendedores de diferentes partes do continente cerebral trazem seus produtos (informações sensoriais) para serem trocados e combinados.

Formação da consciência e da experiência subjetiva: as planícies e montanhas do lobo parietal são também onde se contempla a própria existência, como filósofos olhando para o céu estrelado. A consciência de si mesmo e do mundo exterior se entrelaçam aqui, formando a base da experiência subjetiva.

Resolução de problemas e manipulação de objetos: como engenheiros que constroem pontes e edifícios, o lobo parietal nos permite visualizar soluções para problemas complexos e manipular objetos com destreza e precisão.

Distúrbios no lobo parietal podem levar a uma variedade de desafios, como a negligência espacial, onde uma pessoa não percebe ou responde a estímulos de um lado do corpo, ou a agnosia, a incapacidade de reconhecer objetos, pessoas ou sons, o que pode ser comparado a uma terra onde os mapas foram perdidos e as bússolas falham.

A viagem pelo lobo parietal é, portanto, uma exploração através de um reino onde o palpável e o percebido se entrelaçam, onde a geografia da consciência é mapeada e onde o corpo e o espaço encontram harmonia. Este território é essencial para nossa relação com o mundo físico e para a compreensão de nossa posição dentro dele. As descobertas aqui não são apenas sobre o espaço ao redor, mas também sobre as capacidades e limitações do nosso próprio ser interior.

O lobo temporal:
Ecos da memória e harmonia sensorial

Embrenhando-nos nas densas florestas do continente cerebral, chegamos ao lobo temporal, uma região tão rica e complexa quanto um ecossistema tropical. O lobo temporal é o lar do processamento auditivo, da memória e da compreensão da linguagem, atuando como um arquivo sonoro e visual que registra e cataloga as experiências vividas. Este lobo é como um vasto arquivo, uma biblioteca de sons e imagens, onde as histórias da nossa vida são guardadas e as melodias do mundo são orquestradas.

> **Processamento auditivo:** no lobo temporal, encontramos as florestas da acústica, onde cada som captado pelas orelhas, desde o sussurro do vento entre as folhas até a complexidade de uma sinfonia, é decodificado. As células nervosas aqui trabalham como afinadores de instrumentos, discriminando tonalidades, ritmos e intensidades, permitindo-nos não apenas ouvir, mas também entender os sons do mundo.
>
> **Compreensão da linguagem:** nas clareiras destas florestas, situa-se o giro de Wernicke, responsável pela compreensão da linguagem. É como um grupo de sábios tradutores

que interpretam as línguas estrangeiras dos visitantes, transformando ondas sonoras em significado e permitindo a comunicação fluida e o entendimento mútuo.

Memória de curto e longo prazo: o lobo temporal é permeado de jardins sensoriais, os hipocampos, dedicados à memória de curto prazo, que funcionam como estufas onde as impressões recentes são cultivadas antes de serem transplantadas para os campos de memória de longo prazo. Esta região também é como uma galeria de arte, onde as memórias de longa duração são expostas, organizadas tematicamente e acessadas quando queremos reviver experiências passadas.

Reconhecimento de faces e objetos: em meio à vegetação, encontram-se nichos especializados no reconhecimento de rostos e objetos, áreas como o giro fusiforme. Estes são os guardiões das identidades visuais, que nos permitem reconhecer um rosto familiar em uma multidão ou um objeto de uso diário, mesmo sob diferentes iluminações e ângulos.

Processamento emocional: as correntes emocionais fluem pelo lobo temporal, influenciando e sendo influenciadas pelas memórias e percepções. O sistema límbico, entrelaçado neste lobo, é como um jardim botânico de emoções, onde cada sentimento é uma espécie de planta, nutrindo-se das experiências sensoriais e cognitivas para florescer em resposta a eventos internos e externos.

CÉREBRO: O PALCO DO NEUROFEEDBACK

Integração multissensorial: as trilhas que atravessam o lobo temporal são rotas de integração sensorial, onde informações de diferentes sentidos são combinadas para formar uma percepção unificada. Como um ponto de encontro para viajantes de diferentes terras, a integração multissensorial permite que percebamos o mundo de maneira coordenada e significativa.

Percepção de espaço e movimento: o lobo temporal também participa na percepção de espaço e movimento, aspectos essenciais para a compreensão contextual do ambiente. É como se, na orla da floresta, pudéssemos observar a dança das folhas ao vento, compreendendo tanto a quietude da floresta, quanto o movimento sutil de cada folha.

Quando ocorrem tempestades neste paraíso sensorial (lesões ou distúrbios no lobo temporal), podem surgir condições como a afasia de Wernicke, em que o entendimento da linguagem é prejudicado, ou, em caso de amnésia, uma neblina densa que encobre as trilhas da memória. A epilepsia do lobo temporal é como um terremoto, perturbando a harmonia natural e criando padrões caóticos de atividade elétrica.

Ao percorrer as florestas do lobo temporal, nosso entendimento do continente cerebral se aprofunda. Aprendemos que não apenas ouvimos com os ouvidos ou vemos com os olhos, mas que é o cérebro (especificamente o lobo temporal) que interpreta e dá sentido a essas percepções. As memórias que armazenamos, as emoções que sentimos, os rostos que reconhecemos, todos se entrelaçam nas raízes e nos ramos do lobo temporal.

Este lobo é um arquivo vivo, uma biblioteca pulsante de experiências e sensações, um lugar onde as melodias do passado são guardadas e as sinfonias do presente são compostas. É aqui que a história de cada indivíduo é escrita em um idioma sensorial, onde cada emoção é uma cor em uma paleta infinita, e onde cada memória é uma pincelada na tela da nossa existência.

Com mais de mil palavras, poderíamos continuar a explorar as nuances do lobo temporal, mas, por ora, deixamos essas florestas com um entendimento mais rico de sua importância e da maravilha que é o cérebro humano, esse continente inexplorado que cada um de nós possui.

O lobo occipital:
A galeria de arte visual do continente cerebral

Navegando mais profundamente pelo continente cerebral, chegamos à região mais remota e misteriosa, o lobo occipital. Este lobo é o lar do processamento visual. É aqui que a luz captada pelos nossos olhos é convertida em paisagens complexas e detalhadas, onde cores, formas e movimentos ganham significado. O lobo occipital é como a galeria de arte do cérebro, onde as imagens do mundo são, não apenas exibidas, mas também interpretadas e compreendidas em toda a sua riqueza e nuances.

Processamento visual básico: no limiar do lobo occipital, encontramos as salas iniciais da galeria, dedicadas ao processamento visual básico. Aqui, os raios de luz são transformados em sinais elétricos por células especializadas na retina e, então, enviados ao cérebro pelo nervo óptico. É um processo que se assemelha à captação de imagens por uma câmera, onde os elementos visuais são inicialmente separados em componentes de contraste, orientação e luminosidade.

Interpretação de formas e movimento: à medida que avançamos, entramos nas alas onde as formas e o movimento são interpretados. Como curadores de uma exposição, as células do lobo occipital catalogam e organizam as informações, separando objetos estáticos dos que estão em movimento, um processo crucial para a navegação e a interação com o ambiente que nos cerca.

Discriminação de cores: mais adiante, encontramos as áreas que distinguem as cores, como um pintor escolhendo tons de sua paleta. As células ganglionares da retina respondem a diferentes comprimentos de onda de luz, que são então processadas no cérebro para nos permitir perceber o espectro vibrante do mundo à nossa volta.

Percepção de profundidade e volume: há também espaços dedicados à percepção de profundidade e volume, aspectos que conferem tridimensionalidade à nossa visão. Como escultores moldando sua argila, as áreas do lobo occipital trabalham as imagens bidimensionais para nos dar uma sensação espacial, permitindo-nos julgar distâncias e entender a estrutura do espaço em que nos movemos.

Reconhecimento e categorização visual: adentrando as salas mais íntimas da galeria, chegamos aos locais de reconhecimento e categorização visual. Aqui, o que antes eram apenas manchas de luz e sombra, ganham identidade: um rosto, uma palavra escrita, um sinal de trânsito. Cada imagem é como uma obra de arte com uma etiqueta, identificada e compreendida em milissegundos.

Integração com outras funções cerebrais: o lobo occipital não é uma ilha isolada, ele está em constante comunicação com outras regiões do continente cerebral. Como visitantes de uma galeria que trazem consigo experiências de outras exposições, as informações visuais são frequentemente integradas com memórias, sons e sensações táteis para criar uma percepção holística do nosso mundo.

Distúrbios visuais:
Quando as luzes se apagam

Quando tempestades caem sobre essas terras ou quando o terreno é sacudido por distúrbios, o lobo occipital pode ser afetado. Isso pode resultar em uma ampla gama de distúrbios visuais, da cegueira completa, à incapacidade de reconhecer objetos (agnosia visual), como se as luzes da galeria se apagassem ou as obras de arte desaparecessem das paredes.

CÉREBRO: O PALCO DO NEUROFEEDBACK

O lobo occipital é, portanto, mais do que uma mera estação de transmissão; é um ateliê onde o cru e o caótico se transformam em compreensão e beleza. Aqui, na galeria de arte visual do cérebro, a visão se torna mais do que uma simples percepção: torna-se experiência, conhecimento e, finalmente, sabedoria.

A ínsula:
O santuário oculto da consciência e emoção

Em uma excursão pelo complexo continente cerebral, encontramos uma ilha escondida, um reino não visível à superfície, mas profundamente enraizado no cerne da nossa existência cognitiva e emocional: a ínsula. Encravada entre os lobos frontal, parietal e temporal, a ínsula é como um santuário secreto que gerencia os aspectos mais íntimos da nossa consciência, emoções, empatia e a percepção interna do estado do nosso corpo. Esta região cerebral é um elo entre o processamento sensorial externo e a experiência interna, atuando como uma ponte entre o corpo e a mente.

> **Interocepção:** no coração da ínsula, encontramos o altar da interocepção, que é a consciência dos sinais internos do corpo, como a fome, a sede, a dor e o bem-estar. As células desta região atuam como monges atentos, sintonizados com os sussurros e gritos do corpo, traduzindo sensações viscerais em experiências conscientes.
>
> **Processamento emocional:** os corredores da ínsula são decorados com afrescos das

emoções humanas. Cada sensação, da alegria à tristeza, da repulsa ao desejo, é como uma peregrinação através deste templo, onde as emoções são não apenas sentidas, mas também compreendidas e munidas de significado.

Empatia e consciência social: as capelas laterais da ínsula são dedicadas à empatia e consciência social. Como um espelho refletindo a alma do outro, esta região nos permite sentir o que os outros sentem, compartilhar suas dores e alegrias e construir pontes de compreensão e cuidado entre indivíduos.

Regulação autonômica: a ínsula abriga também uma vasta biblioteca de volumes que registram e regulam o equilíbrio homeostático do corpo. Como um bibliotecário que mantém a ordem entre os livros, a ínsula supervisiona as funções autonômicas, mantendo o corpo em harmonia, desde a batida do coração até o equilíbrio da temperatura corporal.

Sensação de fome e sede: em salões específicos, encontramos os registros da fome e sede, sensações que nos guiam para a manutenção da vida. A ínsula, como um mosteiro isolado, contempla e responde a essas necessidades básicas, assegurando que busquemos sustento e hidratação.

Percepção gustativa: a ínsula é o teatro onde o paladar é apreciado. Como um crítico gastronômico, ela degusta e avalia os sabores, discernindo o doce do amargo, e o salgado do ácido, uma função essencial para o prazer e a sobrevivência.

Coordenação de respostas ao estresse: nos bastidores do teatro, a ínsula coordena as respostas ao estresse, como um diretor que organiza a atuação dos atores sob as luzes dos holofotes. Ela prepara o corpo para enfrentar desafios, acionando o mecanismo de luta ou fuga quando necessário.

Autoconsciência: a ínsula é também um labirinto que conduz ao núcleo de nossa autoconsciência, onde nos encontramos face a face com quem somos. Como um monge em meditação, ela reflete sobre o próprio ser, contribuindo para a formação da imagem de si e da consciência.

Desenvolvimento do eu: as câmaras secretas da ínsula são consagradas ao desenvolvimento do eu. Aqui, a identidade pessoal é forjada como uma escultura sendo moldada, um processo dinâmico que envolve a acumulação de experiências pessoais e a integração das percepções internas e externas.

Disfunções na ínsula podem resultar em uma miríade de dissonâncias psicológicas e fisiológicas. Quando as ondas de tempestade atingem este santuário, podem causar distúrbios de ansiedade, transtornos alimentares, vícios e até mesmo contribuir para a síndrome da dor

CAPÍTULO 1

crônica, como se o próprio templo da consciência corporal estivesse em desacordo com o corpo que habita.

Ao refletir sobre a ínsula, percebemos que ela é mais do que uma simples ilha isolada; é um continente dentro de um continente, um mundo dentro de um mundo. Cada aspecto da nossa vida emocional e corporal passa por este santuário oculto, que embora não esteja à vista, é fundamental para a experiência da nossa existência. A ínsula é o elo que une o tangível ao intangível, o físico ao metafísico, o corpo à mente. É aqui que os ritmos do coração e os fluxos da emoção tocam a música da vida, uma sinfonia que ressoa através de cada fibra do nosso ser.

O ecossistema interconectado do cérebro

O cérebro, em sua totalidade, é um sistema dinâmico e interconectado, onde a sinergia entre seus diferentes lobos facilita a rica tapeçaria da experiência humana. Através da compreensão de como essas regiões trabalham juntas, podemos começar a entender a mente na sua totalidade, apreciando a complexidade do mais sofisticado ecossistema conhecido pela ciência: o cérebro humano.

O ecossistema cerebral é um exemplo sublime da interdependência funcional. Para que o cérebro funcione de maneira otimizada, cada lobo deve operar não apenas de forma eficiente individualmente, mas também em sincronia com os outros. Esta cooperação neural é o que permite que os seres humanos se adaptem e prosperem em uma ampla gama de ambientes e situações.

CÉREBRO: O PALCO DO NEUROFEEDBACK

Dentro do ecossistema cerebral, existe uma diversidade biológica surpreendente. Neurônios, células gliais, neurotransmissores e moléculas sinalizadoras compõem a flora e fauna deste ambiente. A diversidade é vital para a saúde do ecossistema; da mesma forma, a diversidade celular e química é essencial para a saúde cerebral.

Agora prepare-se para se aventurar em um micromundo: vamos conhecer a flora e a fauna desse ambiente, ou seja, os neurônios.

2.

O NEURÔNIO: O PULSO DA VIDA

Na imensa selva que é o cérebro, os neurônios emergem como grandes redes de comunicação dentro do território, tendo consigo a importante missão de transmitir informações, vagando por densas matas de sinapses, levando mensagens essenciais a distantes regiões cerebrais.

O corpo celular, ou soma, é o ponto central de comando, o local onde todas as informações coletadas são processadas. Nele reside o núcleo, que é como o próprio cérebro do explorador, armazenando o código genético e mantendo a célula viva e operante.

Projetando-se do corpo celular, os dendritos são comparáveis aos microfones, que recebem os estímulos de forma mais apurada, ramos que se entrelaçam na floresta neuronal, capturando os sinais de outros neurônios. Eles são os receptores das mensagens enviadas, prontos para captar o mínimo sussurro das sinapses.

O axônio, por sua vez, é a principal via de comunicação, uma longa estrada que atravessa o continente cerebral. Por ele, impulsos elétricos conhecidos como potenciais de ação são transmitidos desde o corpo celular até seu destino final, onde a informação é passada adiante, de neurônio para neurônio, como um bastão em uma corrida de revezamento.

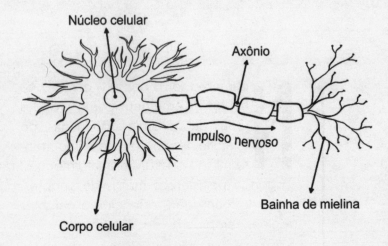

Componentes básicos do neurônio.

A passagem de bastão ocorre no que chamamos de sinapse, um posto avançado que marca a fronteira entre dois neurônios. É aqui que o potencial de ação aciona a liberação dos neurotransmissores, mensageiros químicos que cruzam essa fronteira para o próximo neurônio, garantindo a entrega da mensagem.

Os neurotransmissores são as palavras desses mensageiros, substâncias que viajam pelo espaço sináptico e se encaixam perfeitamente nos receptores dos dendritos do neurônio receptor. Eles são como chaves que abrem fechaduras específicas, permitindo que o sinal prossiga em sua viagem pelo cérebro.

Nessa imensa selva, além dos neurônios, responsáveis pela comunicação, temos as células gliais, que funcionam como os guardiões deste continente cerebral. Os astrócitos são como os jardineiros que zelam pela nutrição e sustentação da floresta, regulando o ambiente ao redor dos neurônios, fornecendo nutrientes e auxiliando na reparação de danos. Eles são também os construtores da barreira hematoencefálica, erguendo uma cerca protetora contra invasores que possam vir do resto do corpo.

Os oligodendrócitos, como engenheiros de estradas, pavimentam as vias de comunicação neuronal com mielina, permitindo que os potenciais de ação viagem rapidamente e com eficiência, como carros em uma autoestrada.

A microglia são os vigilantes deste território, patrulhando o cérebro em busca de danos ou invasores como infecções. Quando algo anormal é detectado, eles entram em ação, limpando detritos e patógenos, protegendo o território cerebral. Durante o desenvolvimento do cérebro, as células da glia radial atuam como guias experientes, conduzindo os jovens neurônios por um terreno complexo, assegurando que encontrem os locais corretos para estabelecer suas conexões. Neurônios e células gliais são, portanto, componentes vitais para a saúde do ecossistema cerebral, com papéis específicos e complementares que asseguram a integridade do continente mental. Sem os neurônios, a essencial comunicação seria interrompida, e sem as células gliais, o ambiente cerebral se tornaria hostil e caótico.

Ao mergulharmos nessa analogia de exploração, torna-se clara a complexidade e a beleza que compõem a arquitetura cerebral. O cérebro, assim como um continente rico em fauna e flora, é um domínio vibrante e dinâmico, onde cada célula desempenha um papel crucial na formação da experiência humana. Com a compreensão aprofundada dos neurônios e das células gliais, abrimos caminhos para novas oportunidades, promovendo a saúde mental e iluminando os enigmas da mente humana.

O potencial de ação:
A centelha da comunicação neural

O potencial de ação é uma centelha vital na floresta do cérebro, uma onda elétrica que viaja pelo axônio do neurônio, semelhante a um corredor passando uma tocha ao longo de uma trilha na floresta. Este processo inicia-se na membrana plasmática, a barreira que não apenas protege o neurônio, mas também mantém um ambiente interno estável, controlando a entrada e saída de substâncias.

Em estado de repouso, o neurônio está pronto para a ação, mantendo um potencial de repouso graças à atividade da bomba de sódio-potássio. Esta bomba é como um organizador meticuloso, que usa energia para

O NEURÔNIO: O PULSO DA VIDA

manter um equilíbrio de íons, bombeando sódio para fora e potássio para dentro da célula, criando um gradiente eletroquímico essencial.

Quando um estímulo suficientemente forte chega ao neurônio, é como o disparo de um sinal para iniciar a corrida. Os portões de sódio na membrana se abrem e permitem que o Na+ (sódio) invada a célula, mudando a carga elétrica interna, em um evento conhecido como despolarização. É o início do potencial de ação, o momento em que a tocha é acesa e a corrida começa.

Após a passagem do potencial de ação, a célula precisa retornar ao seu estado de repouso, um processo chamado repolarização, análogo a colocar as tochas usadas de volta em ordem, prontas para o próximo corredor. Isso é alcançado pelo fluxo de potássio para fora da célula, restaurando o equilíbrio eletroquímico.

A velocidade com que essa centelha comunicativa viaja pode ser influenciada por diversos fatores. O diâmetro do axônio é um deles; trilhas mais largas permitem um trânsito mais rápido e, analogamente, axônios mais grossos permitem que o potencial de ação se desloque mais rapidamente. A mielinização também desempenha um papel crucial, fornecendo uma camada isolante ao redor do axônio que permite uma condução mais rápida e eficiente do potencial de ação, muito parecido com um corredor em uma trilha lisa e bem cuidada.

Por fim, a temperatura é um fator externo que pode afetar a velocidade do potencial de ação. Assim como o clima pode influenciar o desempenho de um corredor, alterações na temperatura do ambiente cerebral podem acelerar ou desacelerar a condução elétrica ao longo do axônio.

CAPÍTULO 2

Este intricado processo do potencial de ação é essencial para a comunicação neural, permitindo que o cérebro execute desde tarefas mais simples, como piscar os olhos, até as mais complexas, como compreender a linguagem ou criar arte. Sem ele, o cérebro não poderia funcionar como a rede complexa e dinâmica que é, crucial para a tapeçaria da experiência humana.

3.

NEUROFEEDBACK EM CONTEXTO

A história do neurofeedback é uma odisseia de descobrimento autoconsciente, começando com as primeiras gravações de atividade elétrica cerebral por Hans Berger na década de 1920. Berger, um psiquiatra alemão, demonstrava verdadeira obsessão pela atividade elétrica do cérebro. É como se ela fosse uma chama que não podia ser extinta, e ela via a necessidade de provar que a comunicação no órgão mais enigmático do corpo humano era, de fato, elétrica. Em um laboratório modesto, longe dos holofotes da ciência predominante, Berger trabalhou com a dedicação de um artesão, ajustando e refinando seus instrumentos.

CAPÍTULO 3

A tarefa era monumental, pois ele procurava uma prova que ninguém ainda tinha visto. Com um paciente preparado e o maquinário pronto, Berger aplicou eletrodos no couro cabeludo do sujeito. A sala estava repleta de expectativa, como se cada instrumento e livro empoeirado contivesse a respiração enquanto o papel do galvanômetro começava a se mover. Então, como o primeiro vislumbre de luz no amanhecer, as linhas começaram a dançar, formando padrões e ritmos que eram, sem dúvida, a representação visual da atividade cerebral.

A descoberta de Berger não foi imediatamente reconhecida como a revelação que era. Assim como um detetive que apresenta suas conclusões perante um júri cético, Berger enfrentou a incredulidade e o escárnio da comunidade científica. Mas, com o passar do tempo, as ondas cerebrais capturadas por ele e seu Eletroencefalograma (EEG) foram reconhecidas como a evidência irrefutável de que ele estava certo. O EEG evoluiu de um dispositivo grosseiro para uma ferramenta sofisticada e essencial, como uma semente plantada em solo fértil que se torna uma árvore frondosa, cujas ramificações se estendem por toda a medicina e neurociência (Tudor, 2005).

Assim, o legado de Hans Berger é mais do que apenas a descoberta do EEG; é a perseverança em busca da verdade, a coragem de seguir uma convicção apesar das dúvidas, e a curiosidade que transforma a ciência. É uma história de um homem que, com suas próprias mãos, desvendou uma das grandes incógnitas do corpo humano e, ao fazê-lo, acendeu a primeira faísca do que viria a ser o campo florescente do neurofeedback.

NEUROFEEDBACK EM CONTEXTO

Berger plantou as sementes de uma revolução, mas foram os trabalhos subsequentes de pioneiros como Joe Kamiya, na década de 1960, que regaram este campo fértil. Kamiya demonstrou que as pessoas poderiam aprender a alterar suas próprias ondas cerebrais através de feedback auditivo, lançando as bases para o que viria a ser conhecido como neurofeedback.

O neurofeedback ganhou uma nova dimensão com a pesquisa de Barry Sterman e sua descoberta acidental de que o treinamento de ondas cerebrais poderia reduzir a susceptibilidade a convulsões em gatos. A aplicação terapêutica desta técnica abriu caminho para o tratamento de condições como a epilepsia em humanos, transformando vidas e solidificando o papel do neurofeedback como uma ferramenta de intervenção clínica.

À medida que a história avançava, o neurofeedback começou a ser aplicado em uma variedade de contextos, desde o auxílio no tratamento de transtornos de atenção e hiperatividade, até a melhoria do desempenho de atletas e artistas. Cada aplicação era como uma nova estrela no cosmos da neuromodulação, ampliando nosso entendimento do cérebro e de suas infinitas possibilidades.

Hoje, olhamos para trás com a certeza de que estamos apenas no início de uma era de descobertas sobre o cérebro humano. A história do neurofeedback é uma narrativa em constante evolução, rica em aprendizados e promessas para o futuro. Conforme avançamos neste livro, iremos explorar como, por meio de pequenos eletrodos e circuitos, desvendamos a capacidade de não apenas ouvir, mas também orquestrar a música do pensamento. (OTHMER, 2015)

CAPÍTULO 3

A orquestra sináptica:
Fundamentos da eletroencefalografia

Agora, para falarmos especificamente sobre a eletroencefalografia e sua importância para a neurociência, podemos imaginar uma sala de concertos repleta de músicos. Cada músico está atento ao seu instrumento, cada um tocando uma nota diferente, mas juntos, eles criam uma música harmoniosa. Este é o cérebro humano em funcionamento, e a eletroencefalografia (EEG) é a ferramenta que nos permite ouvir essa música.

Base fisiológica do EEG

As células nervosas se comunicam usando sinais elétricos, enviando informações através do cérebro. Dentro de um neurônio, o potencial de ação é uma onda elétrica que vai do corpo da célula até os terminais do axônio. Nestes terminais, o potencial de ação faz com que o neurotransmissor seja lançado. Este neurotransmissor atravessa a fenda sináptica e liga-se a receptores na membrana da célula pós-sináptica. A ligação ao receptor causa mudanças de voltagem ativando canais iônicos ou segundos mensageiros que excitam ou inibem neurônios pós-sináptico.

A soma dessa mudança de voltagem na membrana dos dendritos e células do corpo do neurônio pós-sináptico é chamado de potencial pós-sináptico. Potenciais pós-sinápticos tendem a ocorrer localmente, em vez de se moverem ao longo do axônio. Isso permite ao potencial pós-sináptico somar em vez de cancelar, resultando em mudanças de tensão que têm maior amplitude e podem ser registradas na superfície cortical ou no couro cabeludo.

Quando dezenas de milhares a milhões de neurônios são excitados ou inibidos ao mesmo tempo, a mudança de voltagem fora da célula (potencial extracelular) pode ser registrada no couro cabeludo usando o EEG, que mede a soma da atividade elétrica dos potenciais pós-sinápticos excitatórios e inibitórios sobre essa coleção de neurônios. A atividade só pode ser registrada na superfície do couro cabeludo porque o tecido (líquido cefalorraquidiano, meninges, crânio e pele) entre os neurônios e o couro cabeludo conduz o sinal elétrico.

Além disso, para que a atividade elétrica seja projetada para o couro cabeludo, o alinhamento celular deve ser organizado com precisão em paralelo, para que seus efeitos se acumulem para projetar a atividade elétrica no couro cabeludo. Os neurônios devem ser organizados de modo que todos os aglomerados de neurônios tenham dendritos em um polo e axônios partindo do outro polo. Esse arranjo é chamado de campo aberto e ocorre quando os neurônios são organizados em camadas. O córtex, cerebelo e partes do tálamo tendem a ter esse arranjo de campo aberto de neurônios resultantes de células piramidais (Buzsáki, 2006).

Voltando à sala da orquestra, imagine que não podemos entrar nela, podemos apenas ouvi-la através das paredes. Cada pensamento, emoção e percepção é acompanhado por uma sinfonia de atividade elétrica que o EEG consegue registrar. Para podermos compreender os componentes da música, precisamos de um microfone para amplificar o som e de um software para analisar cada detalhe. No EEG, temos eletrodos que servem de microfone para captar a sinfonia, e algoritmos próprios que fazem o processamento do sinal, quantificando e interpretando os detalhes, transformando a sinfonia em partitura e o sinal bruto do EEG em ondas cerebrais ou bandas de frequências.

Essas ondas cerebrais são categorizadas em faixas de frequência: delta, teta, alfa, beta e gama. Aprender a interpretar essas faixas é como aprender a ler uma partitura complexa – é a chave para entender a mente (Buzsáki, 2006).

A frequência das ondas cerebrais é como a frequência com que o arco passa sobre as cordas de um violino. Ondas rápidas, como beta e gama, são como passagens rápidas que produzem notas altas e vibrantes, refletindo um estado de atenção elevada ou processamento cognitivo intensivo. Já ondas mais lentas, como delta e teta, são como passagens lentas que ressoam como notas profundas, muitas vezes associadas ao relaxamento, meditação ou fases do sono.

Segue um quadro para esclarecer o entendimento:

Frequências cerebrais	Faixa de frequência (Hz)	Características gerais
Delta	1–4	Sono, reparação, resolução de problemas complexos e inconsciência
Teta	4–8	Criatividade, insight, inconsciência, estado meditativo, depressão, ansiedade, distração
Alfa	8–13	Prontidão e tranquilidade, meditação, profundamente relaxado
Alfa inferior	8–10	Memória (evocação)
Alfa superior	10–13	Otimização do desempenho cognitivo
SMR (ritmo sensório-motor)	13–15	Vigilância mental, relaxamento físico
Beta	15–19	Processamento de informação, concentração, atenção sustentada, estado de alerta, excitação
Beta alto	19–38	Intensidade, hiper alerta, hipervigilância, ansiedade
Gama	39–42	Aprendizagem, processamento cognitivo, tarefas de resolução de problemas, agudeza mental, integração

Tabela – Ondas cerebrais e características relacionadas.
Adaptada de (Marzbani H, 2016)

NEUROFEEDBACK EM CONTEXTO

No neurofeedback, usamos o EEG não apenas para ouvir, mas para moldar essa música. Ao visualizar as ondas cerebrais em tempo real, os indivíduos podem aprender a alterar suas frequências, como um maestro instrui sua orquestra a mudar o tom ou o ritmo da música. O feedback imediato permite que a pessoa ajuste sua atividade cerebral para alcançar estados desejados de consciência.

Mas a verdadeira beleza do EEG e do neurofeedback reside na sua capacidade de revelar a dinâmica interna do cérebro. Eles permitem a visualização não apenas da amplitude das ondas cerebrais, o quão "altas" ou "fortes" elas são, mas também da coerência, que é o quão sincronizadas elas estão entre diferentes áreas do cérebro. Esta é uma descoberta crucial, pois a coerência elevada entre regiões pode indicar uma comunicação eficiente, enquanto a coerência baixa pode sinalizar desconexão ou disfunção.

O neurofeedback baseia-se na premissa de que, ao modificar essas ondas, podemos alterar o estado mental e, potencialmente, o estado de saúde de uma pessoa. Através da manipulação cuidadosa da frequência, amplitude e coerência das ondas cerebrais, o neurofeedback pode ajudar a tratar uma variedade de condições, desde TDAH e epilepsia até ansiedade e depressão.

Mergulhando mais fundo na partitura da mente, vamos afinar nossos instrumentos para explorar a amplitude das ondas cerebrais. Imagine as ondas cerebrais como as cordas de um violino: a amplitude das ondas é semelhante à força com que o arco é passado sobre as cordas. Quanto maior a amplitude, maior é a intensidade da nota tocada ou, no caso do cérebro, maior é a atividade elétrica em uma região específica.

Essa atividade elétrica é uma representação direta da comunicação entre os neurônios. Quando um grupo de neurônios é ativado, eles disparam em uníssono, criando uma onda de atividade elétrica que se propaga por toda a rede neural. No EEG, vemos isso como um pico de amplitude. Uma amplitude constante e elevada em determinada região pode significar um estado de excitação, como na ansiedade por exemplo, enquanto uma amplitude baixa pode ser indicativa de hipoexcitação, podendo resultar em sintomas como confusão mental, falta de foco, sonolência, dentre outros.

A aplicação do neurofeedback, neste contexto, é como dar ao músico um feedback imediato sobre sua performance, permitindo-lhe ajustar suas técnicas em tempo real. Se o objetivo é relaxar, o neurofeedback pode ajudar a pessoa a aumentar a amplitude das ondas alfa, por exemplo, como se estivesse aprendendo a tocar uma melodia relaxante. Para alguém com TDAH, o treinamento pode se concentrar em reduzir a amplitude das ondas teta, ajudando a manter uma "melodia" que favoreça a concentração e a atenção.

Avançando para a coerência, esta é a medida de quão bem coordenadas estão as diferentes seções da orquestra cerebral. Um cérebro com coerência adequada entre as regiões é como uma orquestra tocando em perfeita harmonia, onde cada seção está sincronizada com as outras, criando uma sinfonia unificada e potente. A coerência pode ser modulada através do neurofeedback, o que pode melhorar a comunicação entre as áreas do cérebro, otimizando funções cognitivas e emocionais.

A coerência em uma rede ocorre quando determinada população de neurônios está ativa ao mesmo tempo ou de maneira relacionada ao tempo com outra população. Representa o grau de correlação entre duas ou mais regiões cerebrais, com base nas semelhanças de fase, amplitude e frequência das ondas cerebrais no tempo (Anghinah, 2005) (Bowyer, 2016).[2]

As pesquisas têm mostrado que indivíduos com determinados tipos de desordens neurológicas ou psicológicas frequentemente exibem padrões de coerência anormais. Por exemplo, em pessoas com ansiedade, pode haver uma coerência excessiva em certas regiões do cérebro, como se duas sessões da orquestra estivessem competindo para tocar mais alto do que o restante. O neurofeedback pode ser usado para ajudar a melhorar esses padrões, treinando o cérebro para reduzir a coerência excessiva e restabelecer o equilíbrio na orquestra neural.

Outro aspecto importante da EEG é o mapeamento cerebral, que nos permite conhecer o padrão de funcionamento do cérebro, ou então, a partitura de cada músico, de cada instrumento musical, compreendendo assim a função de cada músico. Isso é crucial, pois diferentes áreas do cérebro estão associadas a diferentes funções cognitivas e emocionais. Através do mapeamento cerebral, podemos identificar áreas de atividade excessiva ou insuficiente, e o neurofeedback pode ser direcionado para essas áreas específicas, como um maestro que se concentra em uma seção da orquestra que precisa de ajustes.

À medida que continuamos a explorar o papel da EEG e do neurofeedback na neuromodulação, é essen-

---

[2] Para saber mais sobre o conceito de coerência consulte: Bowyer, S. M. Coherence a Measure of the Brain Networks: Past and Present. Neuropsychiatr Electrophysiol. 2016;2(1):1. doi:10.1186/s40810-015-0015-7.
Decker S. L.; Fillmore, P. T.; Roberts, A. M. Coherence: The Measurement and Application of Brain Connectivity. NeuroRegulation. 2017;4(1):3–13. https://doi.org/10.15540/nr.4.1.3.

cial manter uma perspectiva otimista e curiosa. A ciência está sempre evoluindo e, com cada descoberta, expandimos nossa capacidade de compreender e melhorar a mente humana. Através do treinamento em neurofeedback, estamos aprendendo a tocar a música de nossas próprias mentes com maior maestria, alcançando estados de ser que uma vez pensávamos ser inatingíveis.

Cartografia mental
Mapeando o cérebro

Para falarmos sobre o mapeamento desse nosso órgão mestre, vamos navegar juntos, desde os tempos em que as terras ainda eram desconhecidas até o desvendar das águas mais profundas. Para isso, voltamos ao cérebro como um continente vasto e inexplorado. Há séculos, os navegadores desenhavam mapas das terras e dos mares conforme os descobriam. Da mesma forma, os cientistas têm desenhado o mapa do cérebro humano, descobrindo não só onde as coisas acontecem, mas como elas acontecem.

Dentro deste continente cerebral, existem rios que fluem de maneira constante e rítmica. Estas correntes são as ondas cerebrais, e elas são classificadas com base em seu ritmo, ou seja, sua frequência, como já vimos anteriormente.

As ondas Delta, por exemplo, são como as correntes entranhadas de um oceano calmo, presentes durante o sono mais profundo. As ondas Teta são como rios serenos que fluem durante a sonolência ou a criatividade meditativa. As ondas Alfa são como lagos tranquilos, refletindo um estado de relaxamento consciente. Já as ondas Beta são como cachoeiras, representando um estado de alerta e foco. Por fim, as ondas gama são como a espuma efervescente que coroa o pico de uma onda do mar, simbolizando a atividade cerebral em sua mais alta frequência e intensidade.

A compreensão dessas ondas e seu significado é fundamental para o neurofeedback, pois é através delas que podemos começar a entender como o cérebro se comunica consigo mesmo e com o corpo. Quando alguém está aprendendo a controlar suas ondas cerebrais com o neurofeedback, está essencialmente aprendendo a navegar pelas correntes de sua própria consciência.

A analogia não é apenas poética, mas também prática. Quando os navegadores aprendiam a ler as estrelas e as correntes marítimas, eles se tornavam capazes de explorar o mundo de uma maneira completamente nova. Da mesma forma, quando aprendemos a ler e a influenciar nossas ondas cerebrais, podemos explorar e alterar o estado de nossa mente e saúde mental.

A prática do neurofeedback se apropria desse mapa das ondas cerebrais, oferecendo um feedback em tempo real para o usuário. As sessões de neurofeedback são como aulas de navegação, onde cada pessoa aprende a ajustar as velas de sua embarcação mental para aproveitar ao máximo os ventos e correntes de suas ondas cerebrais.

E, assim como os mapas de territórios desconhecidos eram essenciais para os exploradores do passado, o mapeamento das ondas cerebrais é crucial para nortear o neurofeedback. Compreender a neuroanatomia e a neurofisiologia é fundamental para entender como as ondas cerebrais refletem o funcionamento do cérebro e como podem ser modificadas para melhorar o desempenho mental e aliviar os sintomas de diversas condições.

O mapeamento do cérebro também revelou que não é apenas a presença de certas ondas cerebrais que é importante, mas também a sua distribuição e interação com outras ondas (Amin Dehghani, 2023). Este é um ecossistema complexo, onde o equilíbrio é a chave.

Agora, saindo um pouco da analogia e entrando na prática clínica, vemos como o mapeamento é feito.

De maneira simples e compreensível, para a coleta de dados, o profissional de neurofeedback utilizando o EEG para medir a atividade elétrica do cérebro posiciona 20 pequenos sensores, chamados eletrodos, que são colocados em pontos específicos do couro cabeludo, seguindo um método conhecido como Sistema 10/20[3]. Para entender como o cérebro reage em diferentes estados, é feita a coleta de dados quando a pessoa está com os olhos fechados, abertos e durante atividades diversas. Esses dados são como sinais que nos contam o que está acontecendo no cérebro naquele momento.

Depois de coletar esses sinais, é utilizado um Software chamado Neuromap[4]. Este é como um "tradutor" que interpreta os sinais do EEG e os transforma em informações compreensíveis, criando um mapa detalhado da atividade cerebral. Com esse mapa, é possível entender melhor como o cérebro da pessoa funciona em diferentes situações e como isso se relaciona com o comportamento e os sintomas que ela apresenta. Assim, é possível investigar os "mistérios" do cérebro e ajudar a melhorar a saúde e o bem-estar da pessoa.

O Neuromap representa uma ferramenta de investigação cerebral de vanguarda, fornecendo um espectro

---

[3] Böcker, K. B., van Avermaete, J. A., & van den Berg-Lenssen, M. M. (1994). The international 10-20 system revisited: cartesian and spherical co-ordinates. Brain topography, 6(3), 231–235. https://doi.org/10.1007/BF01187714

[4] Para mais informações, consulte https://neurofeedback.com.br/.

de informações que possibilitam uma dissecção meticulosa das dinâmicas neurais. Para maximizar sua eficácia, é imperativo familiarizar-se com três princípios orientadores antes de mergulhar na análise dos dados.

Primeiro, a paleta cromática do Neuromap serve como um guia intuitivo para a interpretação. Os tons de vermelho assinalam frequências de atividade cerebral que emergem com preponderância, enquanto o azul denota frequências de expressão mais atenuada. Essa codificação visual acentua as áreas que demandam uma avaliação mais aprofundada, permitindo que o usuário identifique rapidamente os focos de interesse.

Segundo, distanciamo-nos de um modelo normativo. Os dados coletados transcendem a dualidade simplista de normal *versus* anormal, saudável *versus* patológico. Em vez disso, a análise é personalizada, tecida em torno do indivíduo, sua narrativa singular e suas experiências pessoais. Assim, os dados adquirem significado quando interpretados à luz da história de vida do indivíduo e suas manifestações clínicas.

Terceiro, a apresentação multifacetada dos dados exige uma abordagem holística. As informações se desdobram em várias páginas, cada uma revelando um aspecto distinto do funcionamento cerebral, mas todas interconectadas, refletindo a complexidade do "ecossistema" neural. As páginas que detalham esses dados incluem:

- **Resumo:** uma visão geral concisa, destilando a essência dos dados capturados, permitindo uma compreensão imediata dos principais achados;
- **Histograma:** representações gráficas que descrevem a distribuição de frequências cerebrais, oferecendo um panorama da atividade elétrica;

- **Balanceamento:** análise da simetria entre hemisférios, essencial para entender a harmonia ou dissonância no processamento neural;
- **Coerência:** exploração das conexões funcionais, revelando como diferentes regiões cerebrais comunicam-se durante variadas tarefas e estados de repouso;
- **Razões:** avaliação das proporções entre bandas de frequência distintas, chave para decifrar a dinâmica entre estados de alerta e relaxamento;
- **SMR (ritmo sensório-motor):** análise do ritmo associado a processos motores e atenção focada;
- **Picos:** identificação de eventos transientes que podem ser indicativos de anomalias ou particularidades neurofisiológicas;
- **Relatório:** uma compilação detalhada e interpretativa dos dados, fornecendo *insights* e direções para pesquisas ou aplicações clínicas.

Este software é mais do que uma ferramenta estática; é um projeto dinâmico, em constante evolução, que se molda e expande com cada novo avanço na neurociência. Assim, ele não apenas reflete o estado atual do conhecimento, mas também se adapta para incorporar as descobertas futuras, permanecendo sempre na fronteira do entendimento humano sobre o cérebro.

Agora vamos entender um pouco mais sobre cada página:

Resumo

A página de resumo atua como uma introdução panorâmica ao complexo terreno do funcionamento cerebral, semelhante a uma vista de um mirante que proporciona uma compreensão abrangente, mas não detalhada, do panorama diante de nós. Ela é a entrada para a jornada analítica, onde o poder relativo das ondas cerebrais é categorizado em três amplas faixas:

> **Ondas lentas:** englobando as frequências Delta (2 a 4 Hz) e Teta (4 a 8 Hz), que são as ondas do devaneio, da criatividade e da reminiscência. No entanto, uma predominância dessas ondas pode igualmente sugerir desafios como desatenção ou transtornos de aprendizagem.
>
> **Ondas médias:** constituídas pelas frequências Alfa (9 a 12 Hz) e Beta lento (13 a 15 Hz), que representam um estado de calma e prontidão. Uma representação reduzida nesta categoria pode ser um indicativo de dor crônica ou dificuldades no relaxamento e na concentração plena.
>
> **Ondas rápidas:** incluem o Beta (15-19 Hz), Beta rápido (19-38 Hz) e Gama (39-42 Hz), e são associadas a um estado de alerta e processamento cognitivo intensivo. Um predomínio dessas ondas pode refletir hipervigilância ou ansiedade, indicando um cérebro em constante estado de alerta.

Essas observações iniciais da aba de resumo podem fornecer pistas valiosas sobre a condição cognitiva e emocional do indivíduo, mas é crucial lembrar que são meramente pontos de partida para uma análise mais profunda. Cada padrão de ondas pode ter múltiplas interpretações e deve ser cuidadosamente correlacionado com os dados pessoais e clínicos para evitar conclusões apressadas. Assim, o resumo serve como um mapa que orienta, mas não define, a exploração subsequente do complexo domínio da mente.

Histogramas

Na página dedicada aos Histogramas, mergulhamos na precisão quantitativa das ondas cerebrais, medindo a amplitude absoluta de cada frequência, desde as profundezas de Delta até os picos da Gama, em locais específicos do escalpo. Estas medições são meticulosamente coletadas sob três condições distintas: com os olhos fechados, olhos abertos e durante atividades específicas.

Esse mapeamento detalhado desempenha um papel fundamental na interpretação dos dados de EEG, pois não só revela o espectro de atividade cerebral de forma granular, mas também identifica padrões de inversão de ondas, a responsividade do ritmo Alfa, entre outras características vitais.

Os histogramas são ferramentas poderosas para desvendar a complexidade do cérebro, oferecendo *insights* sobre a dinâmica subjacente, que pode não ser imediatamente aparente em uma análise superficial. Ao observar as variações na amplitude das ondas em diferentes estados, os profissionais podem começar a traçar correlações entre a atividade elétrica cerebral e o comportamento ou condições clínicas, permitindo uma compreensão mais profunda do funcionamento do cérebro em sua singularidade.

Balanceamento[5]

Na seção dedicada ao Balanceamento, exploramos a assimetria, que é um indicativo vital da diferença na atividade elétrica entre os hemisférios cerebrais. Esse equilíbrio entre os hemisférios esquerdo e direito pode influenciar profundamente o comportamento e o estado emocional de um indivíduo. Uma dominância de Beta no EEG no hemisfério esquerdo frequentemente correlaciona-se com uma disposição mais positiva e uma tendência para a aproximação, enquanto uma atividade mais intensa no hemisfério direito é comumente ligada a comportamentos de evitação e emoções negativas.

Pesquisas detalhadas têm revelado que uma assimetria acentuada, especialmente uma maior ativação no hemisfério direito em comparação com o esquerdo, pode estar associada a diversas condições psicopatológicas, incluindo, mas não se limitando a depressão, ansiedade e transtorno de estresse pós-traumático. Estes achados sublinham a relevância clínica do mapeamento assimétrico do EEG e a necessidade de avaliar meticulosamente as amplitudes dos pontos correspondentes em cada hemisfério.

A representação visual e quantitativa dessa assimetria é crucial, pois oferece uma perspectiva direta das possíveis discrepâncias de atividade entre os hemisférios. Esta seção do software proporciona ao usuário a capacidade de discernir e quantificar essas diferenças, permitindo uma análise mais rica e informada do estado neurológi-

---

5 Butler, L. B.; Nooner, K. B. The Link Between Suicidality and Electroencephalography Asymmetry: A Systematic Review and Meta-analysis. Clin Psychopharmacol Neurosci. 2023 Aug 31;21(3):419-428. doi: 10.9758/cpn.22.1043. PMID: 37424411; PMCID: PMC10335909.

co. Ao fazer isso, ela fornece uma base para intervenções terapêuticas personalizadas, visando restaurar um equilíbrio mais saudável da atividade cerebral, essencial para o bem-estar do indivíduo.

Coerência[6]

A seção sobre Coerência é essencial para compreender as conexões sinápticas e a comunicação entre diferentes áreas do cérebro. Coerência, em termos de EEG, é uma métrica que reflete o grau de sincronização entre as atividades elétricas de diferentes regiões cerebrais em frequências específicas. Altos níveis de coerência sugerem uma forte conexão funcional e integração entre as áreas cerebrais, enquanto baixos níveis podem indicar uma comunicação reduzida ou desordenada.

Essa métrica é particularmente reveladora, pois hipercoerência pode estar associada a circuitos neurais rígidos e hipocoerência a circuitos dispersos, ambos podendo ter implicações clínicas e cognitivas significativas. Estudos têm correlacionado padrões anormais de coerência com uma variedade de condições neurológicas e psiquiátricas, incluindo autismo, esquizofrenia e TDAH.

No Neuromap, a visualização da coerência entre pares de eletrodos é disponibilizada de maneira intuitiva, possibilitando aos profissionais não apenas a identificação de padrões de hiper ou hipocoerência, mas também a análise detalhada das relações funcionais entre diferentes regiões cerebrais. Isso permite uma compreensão mais aprofundada das redes neurais, facilitando

---

6 Bowyer, S.M. Coherence a Measure of the Brain Networks: Past and Present. Neuropsychiatr Electrophysiol 2, 1 (2016). https://doi.org/10.1186/s40810-015-0015-7

diagnósticos mais precisos e a elaboração de abordagens terapêuticas mais direcionadas e eficazes para restabelecer o equilíbrio da atividade cerebral.

Razões

A análise das Razões entre diferentes faixas de frequência do EEG é uma ferramenta muito valiosa na neurociência cognitiva. Ao calcular a proporção entre as amplitudes de faixas de frequências específicas, como a teta e beta, por exemplo, os pesquisadores e clínicos podem obter *insights* sobre os mecanismos neuronais subjacentes a várias funções cognitivas e comportamentais.

A razão teta/beta, em particular, tem sido amplamente estudada e é considerada um biomarcador potencial para avaliar a eficiência das funções executivas e do processamento atencional. Isso se deve ao fato de que a atividade de teta está muitas vezes associada a estados de sonolência ou de relaxamento, enquanto a atividade beta é relacionada a estados de alerta e atividade mental intensa. Uma proporção elevada de teta/beta pode sugerir dificuldades na manutenção da atenção e na modulação da atividade cognitiva.

Além disso, outras razões, como alfa/beta, alfa/teta e delta/teta, são igualmente exploradas para investigar uma gama de distúrbios neurológicos e psiquiátricos. Por exemplo, alterações nessas proporções têm sido associadas ao Transtorno do Déficit de Atenção e Hiperatividade (TDAH), estados de consciência alterados durante a anestesia, progressão da esclerose múltipla, episódios de isquemia cerebral, bem como variações cognitivas em condições como comprometimento cognitivo leve, demência e doença de Alzheimer.

Na página dedicada às Razões do software Neuromap, os usuários têm a possibilidade de examinar e interpretar essas proporções críticas, fornecendo assim uma camada adicional de análise para o entendimento das condições neurológicas. Essa informação pode ser extremamente útil como sinais de alertas, monitoramento da progressão e ajuste de estratégias terapêuticas, visando a otimização das funções cerebrais e melhoria da qualidade de vida dos pacientes.

SMR

SMR, ou ritmo sensório-motor, é uma banda de frequência específica no EEG, geralmente situada entre 12 e 15 Hz, predominantemente observada nas regiões centrais do couro cabeludo. Este ritmo está diretamente associado à atenção focada e à inibição de movimentos físicos, emergindo tipicamente quando um indivíduo está relaxado, atento e imóvel, e diminuindo durante a atividade motora ou o movimento.

O treinamento para aumentar a atividade do SMR tem sido objeto de interesse na neurociência devido à sua correlação com o aprimoramento do desempenho cognitivo. Estudos têm demonstrado que o fortalecimento do SMR pode oferecer benefícios significativos em diversas áreas, incluindo:

> **Dificuldades de aprendizagem:** o aumento do SMR pode ajudar a melhorar a concentração e a capacidade de aprendizagem em indivíduos com dificuldades educacionais.
>
> **Transtorno de Déficit de Atenção e Hiperatividade (TDAH):** pacientes com TDAH podem se

beneficiar do treinamento de SMR, que pode contribuir para a redução dos sintomas ao promover a estabilidade no foco e atenção.

Memória de curto prazo: o fortalecimento do SMR está associado à melhora da retenção de informações em curto prazo, um componente essencial para a aprendizagem efetiva.

Consolidação da memória de longo prazo: o SMR pode influenciar positivamente a capacidade do cérebro de consolidar novas memórias, transformando-as de curto para longo prazo.

Consolidação da memória declarativa: a memória declarativa, que engloba fatos e informações que podemos conscientemente recordar, também pode ser fortalecida através do aumento da atividade do SMR.

Desempenho da memória de longo prazo: o treinamento do SMR pode contribuir para a melhora do desempenho da memória ao longo do tempo, auxiliando tanto na retenção quanto na recuperação de informações.

Ansiedade: o SMR pode ter um efeito calmante no sistema nervoso, o que pode ser benéfico para indivíduos que sofrem de ansiedade.

Na página dedicada ao SMR do software Neuromap, os usuários podem visualizar e analisar a atividade desta frequência cerebral. A capacidade de monitorar e potencialmente aumentar a atividade do SMR abre portas para intervenções terapêuticas que visam melhorar uma série de condições cognitivas e emocionais, fornecendo uma ferramenta valiosa para a prática clínica e o avanço da pesquisa neurológica.

Pico

A análise de picos no EEG é uma metodologia-chave para identificar as frequências dominantes de atividade cerebral, que são indicativas de vários estados cognitivos e de saúde neurológica. O pico é caracterizado como o ponto de máxima amplitude em um determinado espectro de frequência, e sua análise pode prover *insights* valiosos sobre o funcionamento cerebral.

O pico de alfa, localizado tipicamente entre 8 e 12 Hz, é frequentemente associado a um estado de relaxamento com olhos fechados e é considerado um marcador de eficiência cognitiva. Estudos sugerem que um pico de alfa em 10 Hz pode estar relacionado a uma melhor velocidade de processamento e a uma memória de trabalho mais robusta. Além disso, a posição e a magnitude do pico de alfa podem refletir a maturidade do cérebro e a integridade funcional do córtex.

Já o pico de beta, quando está abaixo de 20 Hz, pode ser indicativo de um estado de alerta, concentração e atividade cognitiva. O monitoramento de qual frequência beta é predominante em diferentes estados pode oferecer uma visão aprofundada sobre a dinâmica neuronal durante tarefas que exigem atenção sustentada ou sob condições de estresse.

A frequência gama, por sua vez, excede geralmente os 39 Hz e está associada a funções cognitivas complexas como a percepção, atenção e consciência. Alterações na atividade de gama têm sido estudadas em relação a psicopatologias, como a esquizofrenia, por exemplo, sugerindo um papel fundamental dessas frequências na regulação de processos cognitivos superiores e na integração de informações neurais.

Na página do software Neuromap dedicada a Picos, os usuários podem examinar o pico de alfa, indicativo da maturidade cerebral e do relaxamento; o pico de beta, que reflete os níveis de alerta e atenção; e o pico total, que oferece uma visão geral da atividade basal do cérebro. Esses dados não apenas permitem análises qualitativas sobre o estado do cérebro, mas também fornecem pistas sobre o funcionamento cerebral de um indivíduo, podendo ser correlacionados com diferentes estados cognitivos e patologias. É uma ferramenta analítica que abre caminhos para uma compreensão mais rica da dinâmica cerebral e suas manifestações comportamentais e psicológicas.

Relatório

A página de relatório do software é uma seção crítica, onde se consolida uma análise interpretativa dos dados coletados durante o mapeamento eletroencefalográfico. O objetivo primordial deste módulo não é o de diagnosticar, mas sim o de fornecer uma base sólida para futuras investigações clínicas ou de pesquisa. O software habilmente sintetiza os aspectos mais importantes dos dados de EEG, correlacionando-os com potenciais sintomas ou disfunções neurológicas.

O relatório gerado é uma ferramenta integrativa que cruza variáveis eletrofisiológicas com possíveis manifestações comportamentais ou cognitivas. Ao fazer isso, o software auxilia profissionais a identificar padrões que podem

CAPÍTULO 3

sugerir tendências ou anormalidades no funcionamento cerebral. Entretanto, é imperativo enfatizar que as inferências feitas pelo software são hipotéticas e requerem validação clínica adicional.

Este documento compreende uma descrição detalhada do perfil eletroencefalográfico do indivíduo, destacando frequências predominantes, assimetrias hemisféricas, coerência entre regiões cerebrais e outros marcadores quantitativos. Ao integrar esses indicadores com o conhecimento existente sobre correlatos neurológicos de diversos estados e condições mentais, o relatório oferece uma visão panorâmica que pode ser crucial para o desenvolvimento de planos terapêuticos personalizados ou para a condução de estudos mais aprofundados.

É importante que os dados e análises contidos no relatório sejam interpretados por profissionais capacitados, que possam considerar o contexto mais amplo do paciente, incluindo o histórico médico, sintomas comportamentais e condições psicossociais. Dessa forma, o relatório serve como uma ponte entre a análise técnica e a avaliação clínica, permitindo que decisões informadas sejam tomadas no que tange ao manejo e tratamento de possíveis disfunções cerebrais.

Por fim, sendo um robusto ponto de partida para a compreensão do perfil neurofisiológico de um indivíduo, o relatório gerado pelo software é um convite à investigação cuidadosa e deliberada, sempre no contexto da prudência e da ética profissional.

Concluindo essa ideia sobre o mapeamento cerebral em nossas mentes, vamos continuar a nossa jornada desbravando como o cérebro aprende, ou seja, como o treinamento de neurofeedback é possível!

4.

COMO O CÉREBRO APRENDE

Tendo em mãos o mapa cerebral, é chegada a hora de traçar novos itinerários, explorar recantos inexplorados e adentrar paisagens inéditas do funcionamento cerebral. O momento é de arquitetar meticulosamente o treinamento de neurofeedback, cujo propósito é refinar a paisagem neural para mitigar sintomas e cultivar novos padrões de comportamento e emoção. Em outras palavras, é hora de modular a dinâmica cerebral.

Para compreender como o cérebro aprende, é crucial mergulhar nas águas da teoria do condicionamento operante de B. F. Skinner e também nos conceitos da neuroplasticidade[7,8]

O condicionamento operante, um dos pilares do aprendizado, será o foco, juntamente com a clássica experiência de Pavlov, que, embora seja um exemplo de condicionamento clássico, ajuda a estabelecer o terreno para a compreensão de como o cérebro associa estímulos e respostas, um conceito-chave no neurofeedback.

O condicionamento operante, uma teoria desenvolvida por B. F. Skinner, é a ideia de que o comportamento é moldado por reforços e punições. Imagine um dançarino em um palco, onde a música é o reforço positivo e a ausência de música (punição) orienta seus passos, levando a uma coreografia cada vez mais refinada. Da mesma forma, no neurofeedback, o cérebro é guiado para repetir ou evitar certos padrões de ondas cerebrais através de reforços positivos ou a ausência desses reforços.

Ivan Pavlov, um fisiologista russo, forneceu um dos primeiros insights sobre o aprendizado associativo através de sua famosa experiência com cães. Pavlov observou que os cães salivavam não apenas na presença do alimento, mas também ao ouvir o sino que havia sido

---

7 Jackson, L. E.; Han, Y. J.; Evans, L. H. The Efficacy of Electroencephalography Neurofeedback for Enhancing Episodic Memory in Healthy and Clinical Participants: A Systematic Qualitative Review and Meta-Analysis. Neuroscience and biobehavioral reviews, 155, 105455. 2023. Disponível em: <https://doi.org/10.1016/j.neubiorev.2023.105455>. Acesso em: 29 de jan. de 2024.

8 Askovic, M.; Soh, N.; Elhindi, J.; Harris, A. W. F. Neurofeedback for Post-Traumatic Stress Disorder: Systematic Review and Meta-Analysis of Clinical and Neurophysiological Outcomes. Eur J Psychotraumatol. 2023;14(2):2257435. doi: 10.1080/20008066.2023.2257435. Epub 2023 Sep 21. PMID: 37732560; PMCID: PMC10515677.

consistentemente tocado antes da apresentação da comida. Esta resposta condicionada, onde um estímulo neutro (sino) passa a evocar uma resposta que inicialmente só era provocada por um estímulo incondicionado (comida), ilustra o poder dos estímulos ambientais em moldar o comportamento.

Embora este seja um exemplo de condicionamento clássico, ele pavimenta o caminho para a compreensão do condicionamento operante no neurofeedback, onde as respostas cerebrais desejadas são "recompensadas" com estímulos positivos, como um som agradável ou uma imagem gratificante.

O Sino de Pavlov no Neurofeedback:
Reforços e Respostas

No contexto do neurofeedback, podemos equiparar a experiência de Pavlov ao processo de treinamento cerebral. O condicionamento operante ocorre quando um indivíduo aprende a alterar a atividade do seu cérebro para alcançar um estado de reforço positivo, como a melhora no desempenho em uma tarefa ou uma sensação de bem-estar. Aqui, o sino de Pavlov é substituído por sinais visuais e/ou auditivos que indicam ao paciente que seu cérebro está produzindo as ondas desejadas, reforçando esse padrão de atividade e, consequentemente, reprogramando suas respostas habituais.

Aplicando essa teoria ao neurofeedback, podemos ver o cérebro como um organismo que se engaja em um comportamento (neste caso, a geração de padrões específicos de ondas cerebrais). O neurofeedback fornece o reforço ou a punição: feedback positivo quando o

CAPÍTULO 4

cérebro produz as ondas desejadas, e feedback neutro ou ausente quando não o faz.

Com a prática repetida e o reforço adequado, novas conexões sinápticas se formam e se fortalecem, enquanto aquelas que não são usadas se enfraquecem e podem eventualmente desaparecer, um processo conhecido como poda sináptica.

Esta "dança" do condicionamento e neuroplasticidade é o que torna o neurofeedback uma ferramenta tão potente para mudança e melhoria. Vamos considerar o exemplo de um músico aprendendo uma nova peça. Inicialmente, suas mãos tropeçam, e a música soa desajeitada e incerta. Mas, com prática e feedback, a partir da própria experiência auditiva e do instrutor, a execução torna-se mais fluida e confiante. O cérebro do músico está literalmente se reconfigurando, fortalecendo as redes que coordenam movimento e audição, para criar uma performance mais harmoniosa.

Além do condicionamento operante, outras teorias de aprendizagem também desempenham um papel. A teoria da aprendizagem social de Albert Bandura, por exemplo, enfatiza a importância da observação e imitação. No contexto do neurofeedback, isso pode ser visto quando um indivíduo observa as mudanças no feedback visual ou auditivo e ajusta seu estado mental, um processo de modelagem que pode ser compartilhado e imitado por outros.

Enquanto o condicionamento operante e a aprendizagem social são cruciais, não podemos esquecer o papel da motivação. A teoria da autodeterminação de Edward Deci e Richard Ryan sugere que a motivação intrínseca (a motivação que vem de dentro) é essencial para o aprendizado eficaz. No neurofeedback, a motivação do indivíduo para melhorar o bem-estar ou a performance é um componente crítico. O desejo de mudar, de alcançar um estado de maior relaxamento, foco ou estabilidade emocional, impulsiona o processo de aprendizado.

A motivação leva ao engajamento, que é sustentado pela curiosidade e pelo desejo de autoaperfeiçoamento. O neurofeedback, com sua abordagem interativa e baseada em recompensas, pode ser particularmente atraente e motivador para os participantes. É uma forma de aprendizado ativo, onde o indivíduo não é apenas um receptor passivo de terapia, mas um participante ativo na mudança de sua própria neurofisiologia.

Compreender o condicionamento operante e o legado de Pavlov nos prepara para adentrarmos o fascinante mundo da neuroplasticidade sináptica. Este fenômeno descreve a capacidade do cérebro de se reorganizar e fortalecer conexões entre neurônios em resposta à aprendizagem e experiência.

Cada vez que aprendemos algo novo, nossos neurônios, os mensageiros da mente, disparam em um coro elétrico. Eles se comunicam através de sinapses, onde neurotransmissores cruzam pequenos abismos para transmitir mensagens. Se a mensagem é importante ou repetida, algo notável acontece: a sinapse se fortalece. Este fenômeno é conhecido como plasticidade sináptica e é a base sobre a qual se assenta toda a aprendizagem e adaptação.

A neuroplasticidade é como uma orquestra sináptica, onde cada neurônio é um músico pronto para tocar uma nova melodia ou mudar seu ritmo em resposta

CAPÍTULO 4

à batuta do maestro (neste caso, as experiências e os aprendizados do indivíduo). Esta sintonia sináptica é a base biológica para a aprendizagem e a adaptação no neurofeedback.

O neurofeedback ensina o cérebro a otimizar esse processo. Semelhante a um maestro que conduz uma orquestra, ele orienta a atividade cerebral para uma harmonia mais refinada. Através de estímulos visuais ou sonoros, reforça os padrões de ondas cerebrais que queremos potencializar. Por exemplo, se um indivíduo está aprendendo a relaxar, o neurofeedback pode recompensá-lo quando suas ondas cerebrais refletem um estado relaxado. Com o tempo, o cérebro aprende a acessar esse estado mais facilmente, como um atalho que se torna uma estrada principal na floresta da consciência.

No entanto, não é apenas a criação de novas conexões que importa, mas também a poda das antigas, um processo conhecido como poda neural. Assim como um jardim pode se tornar superlotado se não for cuidadosamente mantido, o cérebro pode se tornar ineficiente se as conexões obsoletas ou prejudiciais não forem removidas. O neurofeedback ajuda nesse processo de poda, direcionando o cérebro para eliminar os padrões de ondas que não são mais úteis ou que podem ser prejudiciais.

O cenário da aprendizagem é dinâmico e variável, assim como a floresta que muda com as estações. Cada indivíduo tem suas próprias trilhas preferenciais, seus próprios padrões de ondas cerebrais que são tão únicos quanto sua digital. O neurofeedback, com sua capacidade de customização, permite que cada pessoa descubra e cultive seu próprio jardim mental, adequando-se às necessidades e objetivos pessoais.

COMO O CÉREBRO APRENDE

O neurofeedback não busca criar um padrão único de ondas cerebrais que seria ideal para todos, mas sim auxiliar cada indivíduo a encontrar seu próprio ponto de estabilização. Isso é feito através de protocolos personalizados, que consideram as particularidades de cada indivíduo.

Da mesma forma que a orquestra realiza vários ensaios, as mudanças no cérebro ocorrem através de uma série de pequenas vitórias, de sessão em sessão, cada uma construindo sobre os sucessos da última. Ao longo do tempo, essas pequenas modificações sinápticas podem levar a grandes transformações no comportamento e na saúde mental.

O processo de neurofeedback pode ser visto como um ensaio da orquestra cerebral, onde a prática leva à perfeição. Através do feedback contínuo, o cérebro aprende a produzir padrões de ondas desejados, como um pianista que aprende uma nova peça. A harmonia é alcançada quando o padrão de ondas se torna consistente e natural, refletindo a capacidade do cérebro de se adaptar e modificar sua própria atividade em resposta aos estímulos, culminando em melhorias tangíveis na função e no comportamento.

5.

TECENDO A REDE NEURAL

Treinamento em neurofeedback

Voltando à nossa sinfonia perfeita, à medida que adentramos a sala de concertos da mente, cada sinapse atua como um músico aguardando as instruções do maestro para iniciar sua parte na peça. O treinamento em neurofeedback é a arte de dirigir essa orquestra neural, usando estratégias refinadas para alcançar a harmonia e o equilíbrio.

Como um maestro escolhe uma peça musical que melhor se adéqua ao seu conjunto, um clínico de neurofeedback seleciona protocolos baseados nas características únicas do cérebro do paciente. Essa seleção é feita após uma avaliação minu-

CAPÍTULO 5

ciosa que inclui uma entrevista detalhada, o histórico clínico, e um qEEG (eletroencefalograma quantitativo, ou mapeamento cerebral). No QRcode a seguir, temos um exemplo de mapeamento, como já vimos anteriormente, que funciona como um mapa detalhado das ondas cerebrais do indivíduo.

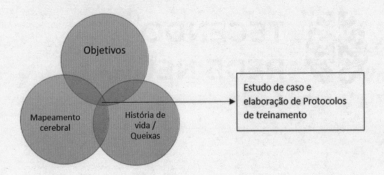

Infográfico – Processo de elaboração de protocolos de treinamento.

[Exemplo de Mapeamento no QR Code]

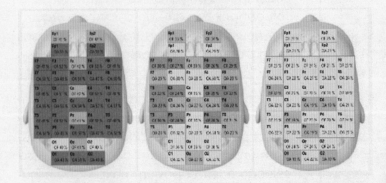

Os protocolos são, então, criados para regiões específicas do cérebro, com o objetivo de melhorar funções cognitivas, regular emoções, ou mitigar sintomas de diversas condições. Protocolos inadequados podem ser como uma peça mal escolhida que não ressoa com o público. O profissional deve analisar todos os dados com cuidado para delinear o protocolo de forma assertiva. A construção de protocolos de treinamento é uma ciência em si, digna de uma biblioteca de obras detalhadas, mas vamos nos concentrar no cerne do processo de treinamento, presumindo que já temos em nosso poder um protocolo bem delineado, como o ilustrado na imagem proveniente do software Mindbots.[9]

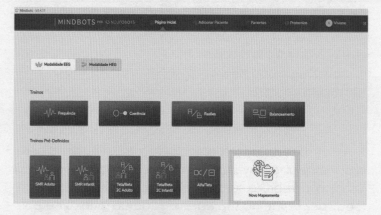

Tela inicial do software Mindbots.

Em linhas gerais, um programa de treinamento neurofeedback é composto por aproximadamente 40 sessões, com uma cadência recomendada de duas vezes por semana, e cada encontro tem a duração média de

---

9 Mindbots é um software desenvolvido pela Neurobots (Neurobots.com.br) que permite uma ampla variedade de montagens de protocolos para neurofeedback, desde a supressão ou realce de amplitude de faixas de frequências escolhidas pelos profissionais, como coerência, razões e balanceamento.

uma hora. No entanto, essa estrutura pode e deve ser adaptada às necessidades únicas de cada indivíduo.

Treino	Tipo de treino	Canais Ativos				Referência			Medida		⏱	Condição	Feedback
		01	02	03	04	Config.	R1	R2	Inibir	Realçar			
Treino 01	Frequência	F3	F4	F7	F8	▯	A1	A2	Ch1 2-9 Ch2 2-9 Ch3 2-9 Ch4 2-9	Ch1 15-19 Ch2 15-19 Ch3 15-19 Ch4 15-19	15m	Olhos Abertos	Audiovisual
Treino 02	Coerência	F3	F4	-	-	▯	A1	A2	R 13-38	<<	15m	Olhos Abertos	Audiovisual
Treino 03	Balanceamento	P3	P4	O1	O2	▯	A1	A2	R 15-32	<<	15m	Olhos Abertos	Audiovisual

Protocolo de treinamento retirado do software Mindbots.

O exemplo exibido na imagem anterior representa um bloco de treinamento específico, uma série de protocolos que são aplicados durante uma sessão. É prática comum, no neurofeedback, a repetição deste bloco por 10 a 15 sessões antes de transitar para outro conjunto de protocolos, com um enfoque diferente, seguindo assim até que os objetivos inicialmente propostos pelo cliente sejam alcançados.

Este processo é uma jornada de reconfiguração cerebral, na qual, aproveitando a neuroplasticidade, estimulamos o cérebro a se auto-otimizar. A beleza do neurofeedback reside na sua capacidade de guiar o cérebro para um estado de equilíbrio e harmonia, permitindo que emerjam potenciais latentes e se conquiste uma qualidade de vida enriquecida.

Tendo isso em mente, faço o convite agora para embarcarmos em uma sessão de neurofeedback. Para isso, imagine que você está sentado em uma poltrona confortável em frente a uma televisão de 32 polegadas, em um consultório aconchegante. O profissional chega, coloca uma touca e logo em seguida posiciona os eletrodos no seu couro cabeludo (os tais microfones da orquestra, se lembra?). Esses eletrodos vão captar os sinais elétricos e enviá-los ao computador, que irá processar esses dados e devolvê-los a você de uma forma simples de entender. Imagine que você está assistindo à sua série favorita e o treinador posiciona uma "tela opaca" em frente. Essa tela vai ficar mais escura sempre que seu cérebro estiver produzindo um padrão de ondas que foram identificadas como responsáveis pelos comportamentos que você não quer mais. A tela fica mais clara quando seu cérebro produz ondas cerebrais que são mais adequadas aos seus objetivos de tratamento. Desta forma, seu cérebro vai aprendendo e se modificando.

Este esquema é ilustrado na imagem a seguir:

1. Eletrodos são colocados no couro cabeludo que captam as ondas cerebrais[10] por meio de um EEG (Eletrobots);
2. Os dados são processados pelo software (Mindbots) e emitem feedbacks de acordo com os parâmetros estabelecidos pelo profissional;
3. O cliente recebe o feedback do seu funcionamento, modificando o padrão de funcionamento.

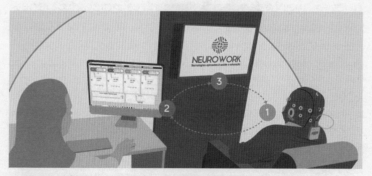

Figura – Imagem do equipamento da Neurobots, touca e software.

---

10 Explicadas em "A orquestra sináptica - Fundamentos da eletroencefalografia".

CAPÍTULO 5

[QR CODE para vídeo de explicação de sessão]

Como em qualquer forma de aprendizagem, a consistência e a repetição são fundamentais. No neurofeedback, a prática regular ajuda a reforçar os padrões desejados de atividade neural. Cada sessão de treinamento é como um ensaio, onde o cérebro é guiado através de repetições para aprender e incorporar novas maneiras de operar. Tal como um pianista pratica escalas para automatizar seus movimentos, o neurofeedback prática padrões neuronais até que se tornem a nova norma.

O sistema de feedback é o núcleo do neurofeedback, funcionando como aplausos para momentos de sucesso e silêncio para notas erradas. Feedbacks positivos recompensam o cérebro por alcançar o estado desejado, enquanto feedbacks negativos indicam a necessidade de ajuste. Este sistema ajuda a guiar o cérebro para padrões de atividade mais benéficos, reforçando o aprendizado através do reforço positivo e negativo.

No capítulo "Como o cérebro aprende", foi explicado que o neurofeedback é pautado no conceito de condicionamento operante, ou seja, o sistema de feedback é a aplicação prática do conceito no treinamento de neurofeedback.

Frequentemente, o neurofeedback é combinado com outras formas de terapia ou intervenções, como a psicoterapia, a medicina tradicional, dentre outras intervenções pertinentes ao caso, potencializando os benefícios, proporcionando uma mudança mais profunda e abrangente. Isso pode ser visto como um maestro trabalhando em harmonia com compositores, arranjadores e instrutores de instrumentos, cada um contribuindo para a performance final. Este enfoque multidisciplinar pode amplificar os efeitos do treinamento e promover uma transformação mais profunda.

Ajustes contínuos são necessários para manter o treinamento de neurofeedback no caminho certo. Com base na resposta do paciente e nos dados coletados durante as sessões, os protocolos podem ser refinados para melhorar sua eficácia. É semelhante a um maestro que ajusta o tempo ou a dinâmica da orquestra em resposta à acústica da sala ou à resposta do público.

Compasso

No universo do neurofeedback, a avaliação do progresso é o compasso que guia o maestro na direção certa. É a análise detalhada que permite a cada músico saber se está em harmonia com a partitura. Vamos mergulhar nas metodologias e práticas para medir as mudanças e avaliar o progresso no treinamento de neurofeedback, garantindo a eficácia e o sucesso do tratamento.

Para começar, é crucial estabelecer marcadores claros de progresso. Assim como um metrônomo mantém o tempo para os músicos, esses marcadores orientam os pacientes e terapeutas. Eles podem ser objetivos, como melhorias quantificáveis nas ondas cerebrais, ou subjetivos, como relatos de bem-estar ou redução de sintomas. Aqui, discutiremos como esses marcadores são selecionados e personalizados para cada indivíduo.

CAPÍTULO 5

A análise da partitura:
Utilizando dados de EEG para medir o progresso

Dados quantitativos de EEG são como as notas em uma partitura; eles oferecem uma representação concreta do que está acontecendo no cérebro. No entanto, precisamos considerar que os padrões de funcionamento são como uma digital. Temos uma circuitaria única, moldada ao longo da nossa história, e essa circuitaria não é boa nem ruim, é simplesmente a forma como funcionamos, como interagimos com o mundo interno e externo. Neste sentido, comparar dados isolados do EEG pode nos trazer um viés interpretativo, nos levando a erros na avaliação.

Ainda que seja de modo imperceptível, uma orquestra passa para o público falhas na performance de determinados músicos ou até mesmo nos instrumentos, mas nem sempre pequenas "falhas" impactam a peça de forma negativa, pois o que faz a sinfonia é o conjunto.

Cartografando a melhoria:
A jornada transdiagnóstica na floresta da mente

Em nossa expedição pelo continente cerebral, há uma nova rota que transcende as fronteiras tradicionais dos diagnósticos: a abordagem transdiagnóstica. Assim como um cartógrafo que mapeia não apenas as divisões territoriais, mas também os padrões de clima e migração, a abordagem transdiagnóstica busca entender os sintomas de saúde mental além das categorias diagnósticas convencionais. O foco se desloca para a qualidade da jornada do paciente através da floresta da mente, observando a melhoria dos sintomas como sinalizadores de progresso. Ao invés de meramente seguir rotas pré-estabelecidas, exploramos a paisagem mental do paciente, identificando as trilhas individuais que os neurônios aventureiros percorrem, realçando a singularidade de cada experiência e guiando-os para clareiras de bem-estar e compreensão.

A abordagem transdiagnóstica ressoa com a filosofia central do neurofeedback: uma direção personalizada e minuciosa que honra a individualidade do sujeito no grande teatro da mente. Assim como um músico ajusta seu instrumento ao longo de um ensaio, o terapeuta de neurofeedback deve estar preparado para refinar o protocolo de treinamento com base nos resultados da reavaliação. Este segmento destaca a necessidade de um ajuste contínuo e responsivo para maximizar a efetividade do tratamento.

Cada cérebro é único, e assim também são as respostas ao neurofeedback. Adaptar as estratégias de avaliação para respeitar as variações individuais garante que o treinamento esteja alinhado com as necessidades específicas de cada paciente. Como em uma orquestra, onde cada apresentação é cuidadosamente avaliada, no neurofeedback, a documentação detalhada do progresso é vital para entender a evolução do tratamento. Este registro não apenas mostra as mudanças ao longo do tempo, mas também oferece insights valiosos para futuras sessões de treinamento e avaliações de eficácia.

Práticas clínicas recomendadas

- **Registro detalhado das sessões:** mantenha um registro meticuloso de cada sessão de neurofeedback, incluindo a data, a duração, os protocolos utilizados, as configurações de feedback e as observações clínicas. É como manter a partitura anotada de um concerto, onde cada nuance é registrada para futura referência;

- **Diário de bordo do paciente:** encoraje os pacientes a manterem um diário pessoal onde possam anotar suas experiências, sensações, e mudanças comportamentais e emocionais que observam. Isso pode ser feito através de diários escritos, gravações de áudio ou até aplicativos com esta finalidade;

- **Medidas quantitativas:** utilize ferramentas objetivas como questionários padronizados e avaliações psicométricas para quantificar o progresso. Esta prática fornece uma linha de base e pontos de comparação ao longo do tempo;

- **Gráficos e visualizações:** transforme dados quantitativos em gráficos e outras visualizações. Isso pode ajudar tanto clínicos, quanto pacientes, a verem o progresso de uma maneira mais tangível e compreensível;

- **Revisões periódicas:** estabeleça intervalos regulares para revisar e discutir o progresso documentado com o paciente. Isso pode ser feito a cada poucas semanas ou meses, dependendo do caso. Essas revisões são como ensaios gerais onde a performance até o momento é avaliada;

- **Feedback do paciente:** solicite feedback regular do paciente sobre a experiência de treinamento. Isso pode ajudar a identificar áreas que precisam de ajustes e reforçar o que está funcionando bem;

- **Avaliações de *follow-up*:** realize avaliações de *follow-up* após a conclusão do tratamento para monitorar a manutenção dos benefícios ao longo do tempo. Esta prática é semelhante a revisitar uma apresentação passada para compreender seu impacto duradouro;

- **Tecnologia de apoio:** explore o uso de softwares e plataformas que ajudam na coleta, armazenagem e análise de dados de neurofeedback. Tais ferramentas podem otimizar o processo de registro e torná-lo mais preciso e eficiente;

- **Treinamento em autorregulação:** ensine os pacientes a reconhecerem e registrarem suas próprias mudanças emocionais, comportamentais e cognitivas fora das sessões, promovendo a autoconsciência e a autorregulação.

A documentação cuidadosa é uma parte integral do processo de neurofeedback, funcionando como uma crônica da jornada de cada paciente. Ao adotar melhores práticas para registrar e revisar o progresso, clínicos e pacientes podem dançar juntos na mesma melodia de crescimento e mudança, garantindo uma sinfonia de sucesso terapêutico.

6.

 **AS MÚLTIPLAS APLICAÇÕES DO NEUROFEEDBACK NA SINFONIA DA MENTE**

Em um mundo onde o cérebro é o maestro de uma orquestra sem fronteiras, cada sinapse é uma nota musical, e as infinitas possibilidades da mente são como melodias à espera de serem descobertas. O neurofeedback emerge como o maestro virtuoso, capaz de afinar a orquestra cerebral para uma performance impecável. Este capítulo é uma celebração das potencialidades do neurofeedback, uma técnica revolucionária que promete não apenas harmonizar, mas expandir os horizontes da nossa cognição e bem-estar emocional.

Neste trecho de nossa sinfonia, iremos explorar as diversas aplicações do neuro-

CAPÍTULO 6

feedback, cada uma como um movimento distinto que compõe uma obra-prima da saúde mental e da performance humana. Com a batuta na mão, o neurofeedback conduz a função executiva para um ápice de decisões eficazes, enquanto afina os delicados instrumentos da atenção e concentração.

Nós podemos harmonizar as notas dispersas da mente inquieta, trazendo ritmo e foco para o concerto do TDAH. Navegamos pelas ondas do estresse e ansiedade, procurando a calma que reflete a serenidade no espelho d'água da nossa consciência. E não paramos por aí: podemos reconstruir paisagens devastadas por tempestades cerebrais, incentivando a neuroplasticidade a plantar novas sementes de possibilidades e crescimento.

Enquanto dançamos no ritmo do sucesso esportivo e artístico, o neurofeedback nos ensina a coreografia do alto desempenho, liberando a expressão da autoconsciência. Nas profundezas do sono, podemos compor canções de ninar para acalmar os neurônios excitados, conduzindo a mente a um descanso reparador. Ao ajustar o volume emocional, o neurofeedback modula a intensidade das emoções, restabelecendo a luminosidade em paisagens embaçadas pela tristeza e elevando a cognição dos idosos, para que desfrutem da vista clara do conhecimento acumulado ao longo dos anos. E, por fim, podemos desbravar novas rotas neurais, oferecendo mapas para tesouros de bem-estar e evitando as armadilhas dos hábitos viciantes.

Este é um convite para afinar-se com a ciência do neurofeedback, para descobrir como essa técnica pode transformar o caos potencial em uma harmonia realizada, permitindo que cada um de nós se torne o maestro de sua própria mente.

Aprimorando o maestro interior:
Melhoria da função executiva

A capacidade de dirigir a própria mente é como possuir um maestro interno, capaz de liderar a orquestra cerebral com maestria. No palco da consciência, a função executiva é o maestro que, com a batuta em mãos, conduz o espetáculo das funções cognitivas. O neurofeedback, nessa analogia, é o processo de aperfeiçoamento desse maestro, ensinando-o a extrair a mais refinada música dos neurônios, seja em compassos de decisões complexas ou nas pausas reflexivas de escolhas ponderadas.

Pesquisas recentes têm iluminado o palco sobre o qual o neurofeedback atua. Um estudo de 2020, publicado na "NeuroImage", mostrou que o treinamento com neurofeedback pode levar a mudanças na conectividade funcional do cérebro, especialmente em redes associadas à função executiva, como a rede frontoparietal. Esta rede é como a seção de cordas da orquestra, essencial para a harmonia do conjunto (ARNEMANN et al., 2020).

O treino com neurofeedback é como o ajuste dos instrumentos dessa seção de cordas, afinando a atenção e a concentração. A técnica permite um feedback em tempo real do desempenho cerebral, possibilitando que o indivíduo aprenda a modular suas próprias ondas cerebrais. Imagine os músicos da orquestra ajustando o timbre e o volume de seus instrumentos em resposta aos gestos do maestro. De forma semelhante, com o neurofeedback, o cérebro aprende a se autorregular.

Outro estudo, publicado no "Journal of Neural Engineering" em 2019, encontrou evidências de que o treinamento com neurofeedback pode melhorar a memória de trabalho (capacidade de reter e manipular informações por períodos curtos). A memória de trabalho é como a partitura que o maestro lê. Sem ela, a execução seria desordenada e caótica (REINER et al., 2019).

Além disso, a plasticidade cerebral, que permite essa aprendizagem, é como a habilidade do maestro de se adaptar a novos repertórios. A neurociência tem demonstrado, através de técnicas como a ressonância magnética funcional (fMRI), que o cérebro é capaz de mudanças estruturais e funcionais em resposta ao treinamento com neurofeedback, tornando a mente mais ágil e capaz de responder a desafios cognitivos com maior eficiência (SITARAM et al., 2017).

Em suma, o neurofeedback é a escola de maestros para a mente, oferecendo estratégias para que o lobo frontal, o regente do cérebro, possa levar a cabo suas funções com maior destreza. Ao treinar com neurofeedback, estamos ensinando o maestro cerebral não apenas a reger uma sinfonia existente, mas a compor novas obras-primas de pensamento e ação, expandindo o repertório cognitivo e emocional do indivíduo.

Recompondo a melodia da mente:
Tratamento de Transtornos de Déficit de Atenção e Hiperatividade (TDAH)

Imagine a mente como um concerto de jazz, onde cada músico improvisa notas com liberdade, mas dentro de um ritmo coletivo harmonioso. No cérebro de uma pessoa com TDAH, essa harmonia é desafinada; as notas podem disparar rapidamente ou perder o tempo, resultando em uma sinfonia descompassada. O neurofeedback propõe-se a ser o diretor de som nesse estúdio de gravação cerebral, ajustando os níveis e trazendo a música de volta ao seu ritmo ideal.

Estudos recentes revelam o potencial do neurofeedback como terapia para o TDAH que, como uma orquestra sem maestro, pode encontrar no treinamento uma nova batuta. Um estudo de 2021 publicado na "Applied Psychophysiology and Biofeedback", aponta que o neurofeedback pode melhorar significativamente a atenção e reduzir a hiperatividade e impulsividade em crianças com TDAH, ajustando o volume das seções que dominam indevidamente a performance (GELADÉ et al., 2021).

O neurofeedback ensina a mente inquieta a encontrar seu próprio metrônomo interno, resultando em uma melodia mais controlada e ritmada. Isso é realizado através da visualização e manipulação de suas próprias ondas cerebrais, como se a pessoa estivesse aprendendo a tocar um instrumento mentalmente, buscando a nota certa que ressoa com clareza e calma.

Em outra análise, um artigo de revisão sistemática e metanálise de 2020, no "Journal of Attention Disorders", destaca a eficácia do neurofeedback em melhorar as funções cognitivas e comportamentais associadas ao TDAH, proporcionando uma melodia mais sincronizada para as atividades diárias que requerem atenção sustentada (CORTESE et al., 2020).

A neurociência atual sugere que o TDAH pode estar relacionado a um padrão desordenado de conectividade em redes cerebrais específicas, como a rede de modo padrão e a rede de controle executivo. O neurofeedback, como um afinador de pianos, busca reequilibrar essa conectividade, aprimorando a capacidade do cérebro de alternar entre estados de foco e descanso (NORMAN et al., 2016).

Portanto, através do neurofeedback, indivíduos com TDAH podem aprender a ajustar as frequências de suas próprias ondas cerebrais, como um músico que aprende a ouvir e corrigir sua própria afinação. Isso não apenas melhora a atenção e a concentração, mas também ajuda a orquestrar as habilidades de autocontrole, permitindo que a música interna de cada pessoa flua com uma harmonia que antes parecia fora de alcance.

Sereno como a superfície de um lago:
Gestão do estresse e da ansiedade

Pense no cérebro humano como um lago. Quando calmo e sereno, a superfície é um espelho, refletindo o mundo sem distorção. No entanto, o estresse e a ansiedade são como pedras atiradas nesse lago, perturbando a superfície com ondulações que turvam a reflexão. O neurofeedback é a prática de aprender a não jogar pedras, de manter a superfície do lago lisa, permitindo uma clareza de pensamento e uma paz interior. Por meio do neurofeedback, pessoas que sofrem de estresse e ansiedade podem aprender a reconhecer os sinais fisiológicos de sua agitação interna e usar essa consciência para restaurar um estado de calma. Um estudo de 2019, na "International Journal of Psychophysiology", mostrou que o neurofeedback pode ajudar a reduzir a ansiedade, ensinando os participantes a modificar sua atividade cerebral, como aprender a suavizar as ondas que perturbam a superfície do lago (HAMMER et al., 2019).

Este treinamento é como aprender a nadar; no início, manter-se à tona parece uma tarefa impossível, mas, com prática e orientação, torna-se uma segunda natureza. O neurofeedback orienta a mente para identificar quando as ondas da ansiedade estão se formando e a encontrar maneiras de dissipá-las. Além disso, um estudo de 2020 no "Applied Psychophysiology and Biofeedback", encontrou evidências de que o neurofeedback pode ser eficaz na redução do estresse crônico, ajudando a mente a se adaptar e a responder a situações estressantes de maneira mais controlada e menos reativa (MARZBANI et al., 2020).

As técnicas de neurofeedback treinam a mente para manter a coerência das ondas cerebrais, que é semelhante à sensação de se manter equilibrado em um barco em meio a uma tempestade. Ao aprender a estabilizar essas ondas, a pessoa pode encontrar uma quietude interna, mesmo quando o mundo ao redor está agitado e caótico. Portanto, a prática do neurofeedback para a gestão do estresse e da ansiedade é um processo de treinar a mente para manter sua própria serenidade, como um lago tranquilo, refletindo a beleza do mundo com exatidão e sem distorção, permitindo uma existência mais pacífica e centrada.

Reconstruindo a paisagem após uma tempestade:
Auxílio na recuperação de lesões cerebrais

Após o caos de uma tempestade cerebral (uma lesão, por exemplo), somos compelidos a admirar a resiliência do nosso mais complexo órgão. Como um jardineiro que, após a tormenta, vê em seu terreno devastado a oportunidade de renascimento, o neurofeedback posiciona-se como uma ferramenta para reiniciar o crescimento.

A analogia da jardinagem se encaixa perfeitamente aqui: a neuroplasticidade é o solo fértil que, mesmo após ser revolto pela adversidade, é capaz de dar vida a novas estruturas. A prática do neurofeedback é como plantar sementes de padrões de ondas cerebrais saudáveis no jardim da mente. Um estudo de 2016 publicado no "Neurorehabilitation and Neural Repair", por Koberda et al., mostra que o neurofeedback tem potencial para melhorar funções cognitivas em pacientes após uma situação de acidente vascular cerebral, operando como uma espécie de fertilizante para as sinapses.

A terra fértil espera ansiosa por nutrientes que ajudem a germinar as sementes recém-plantadas e a fortalecer as raízes jovens. O neurofeedback, ao oferecer um feedback constante e adaptativo, atua como esse nutriente essencial, incentivando o crescimento de novas conexões neurais no cérebro danificado.

A neuroplasticidade não é estática; ela se alimenta do estímulo correto. Um artigo de 2017 na revista "Frontiers in Behavioral Neuroscience", por Ros et al., realça a capacidade do neurofeedback de afetar a conectividade funcional do cérebro, promovendo a reorganização neural. É como se, com a prática, regássemos as novas plantas com uma água enriquecida com minerais de aprendizado e adaptação. Cada novo caminho pavimentado pelo neurofeedback é uma promessa de uma paisagem regenerada, onde cada indivíduo é tanto o jardineiro, quanto a flor, capaz de se autorrenovar sob a orientação da ciência e da própria consciência.

Dançando no ritmo do próprio coração:
Melhora da performance esportiva e artística

No palco dos grandes atletas e artistas, a mente deve dançar em harmonia com o corpo. O neurofeedback é o maestro invisível que sincroniza essa dança. Imagine um ginasta no auge de sua performance: a concentração é palpável, cada movimento é um verso de uma poesia cinética. Com o neurofeedback, aprimora-se essa conexão mente-corpo, afinando a orquestra neural para que responda com precisão e graça aos desafios da performance. Estudos como o de Ring et al. (2017) demonstram como o neurofeedback pode aprimorar a capacidade dos atletas de atingir e manter o estado de fluxo, onde corpo e mente operam em perfeita sincronia, elevando a performance ao seu ápice.

Um artista diante de sua tela em branco é como um maestro diante de uma orquestra silenciosa. O neurofeedback é a batuta que conduz a mente a transcender a autoconsciência paralisante, liberando as correntes da dúvida e do medo. A pesquisa de Gruzelier (2014) ilustra como o neurofeedback pode melhorar a performance artística, ao reduzir a ansiedade e incrementar o estado de relaxamento, essencial para a criatividade. Liberto das amarras do julgamento interno, o artista pode se entregar ao momento criativo, permitindo que a expressão flua com autenticidade e vigor. Essas duas dimensões de aplicação do neurofeedback, esportiva e artística, são mais do que simples melhorias técnicas; são o desbloqueio de um potencial intrínseco, um convite para que o indivíduo dance no ritmo de seu próprio coração, com a mente e o corpo alinhados em busca da excelência.

Compondo uma cantiga de ninar para acalmar os neurônios excitados

No grande concerto da noite, onde cada estrela parece uma nota musical no céu, o neurofeedback é o compositor de uma canção de ninar personalizada, ajustando as frequências cerebrais para embalar o sono. A insônia, como uma orquestra desafinada, é repleta de neurônios que se recusam a diminuir o ritmo. Estudos recentes, como o de Schabus et al. (2014), mostram que o neurofeedback de ondas theta e delta pode induzir padrões de sono mais saudáveis, tranquilizando a mente inquieta e conduzindo-a ao repouso necessário para a restauração do corpo e da mente.

Cada noite é uma pausa necessária, um intervalo nas sinfonias do dia a dia para que o cérebro possa se reorganizar e se fortalecer. O neurofeedback dirige essa pausa estratégica, ensinando a mente a se entregar a um descanso profundo e reparador. Cortoletti et al. (2020), em seu estudo sobre a eficácia do neurofeedback na melhoria da qualidade do sono, sugerem que esse treinamento pode aumentar a eficiência do sono ao regular os ritmos cerebrais, como um maestro que, com sua batuta, acalma os instrumentos mais agitados e destaca os acordes suaves da melodia noturna.

Por meio do neurofeedback, o cérebro aprende a se autorregular, a identificar os momentos de agitação e a introduzir, intencionalmente, o ritmo lento e constante necessário para um sono restaurador.

Afinando a orquestra interna:
Controle de transtornos de humor e depressão

Na complexa sinfonia das emoções, o neurofeedback é o maestro que ajuda a afinar os instrumentos internos que, por vezes, tocam notas dissonantes de tristeza e desesperança. Como em uma orquestra onde os violinos estão desafinando, os transtornos de humor podem desequilibrar a harmonia emocional. Pesquisadores como

Peeters, Ronner, Bodar, van Os e Lousberg (2014) descreveram em seus estudos como o neurofeedback pode ser usado para treinar a mente a modular suas próprias frequências cerebrais, promovendo uma maior estabilidade emocional e aliviando sintomas depressivos.

Na busca pelo equilíbrio, por vezes o cérebro necessita de uma ajuda para encontrar o tom certo. O neurofeedback, como um afinador de piano, pode reajustar as teclas emocionais, permitindo que a música da vida seja tocada em uma oitava mais alegre e vibrante. Estudos como o de Hammond (2005) apontaram que o treinamento de neurofeedback para a regulação das ondas alfa pode ser associado à melhoria do humor e à redução da ansiedade, promovendo um estado de bem-estar geral.

Finalmente, o grande desafio está em manter a melodia do equilíbrio emocional ao longo do tempo. O neurofeedback não é apenas uma solução de curto prazo, mas uma estratégia de longo prazo que ensina o cérebro a cantar uma serenata de serenidade sustentável. Pesquisadores como Cheon, Koo e Choi (2019) têm mostrado como o treinamento continuado de neurofeedback pode ajudar a estabelecer novas vias neurais, fortalecendo a resiliência emocional e ajudando a manter a depressão à distância.

Tecendo a tapeçaria da memória:
Elevação da cognição em idosos

Em idosos, a tapeçaria da memória pode começar a desfiar, mas o neurofeedback surge como uma técnica cuidadosa de restauração. Como um artesão que reforça cada fio, o neurofeedback pode ajudar a fortalecer as conexões cognitivas. Pesquisas como a de Becerra et al. (2020) sugerem que o treinamento com neurofeedback pode melhorar a memória de trabalho em idosos, tal como um tecelão que, com paciência e precisão, recompõe os padrões esquecidos pelo tempo.

A aprendizagem em idosos é como navegar contra a corrente de um rio que flui suavemente. O neurofeedback atua como um remo que ajuda a guiar o barco, permitindo novas descobertas mesmo nas águas tranquilas da terceira idade. Estudos como o de Wang e Hsieh (2013) indicam que o neurofeedback pode melhorar a atenção e a concentração em idosos, oferecendo a eles a oportunidade de navegar por novos conhecimentos e experiências.

Subir a montanha da cognição na terceira idade pode parecer uma tarefa árdua, mas, com o neurofeedback, os idosos podem encontrar trilhas mais acessíveis. Pesquisadores como Zoefel et al. (2011) observaram que o neurofeedback pode auxiliar na melhoria da flexibilidade cognitiva e na redução do declínio cognitivo associado à idade, permitindo aos mais velhos alcançar o pico de sua montanha mental com confiança e vigor.

Navegando pelo labirinto da mente:
Assistência no tratamento de adições

Imagine o cérebro como um motorista perdidamente dependente de um GPS defeituoso que o leva sempre de volta ao mesmo destino indesejado: o vício. O neurofeedback pode ser a atualização de software necessária para esse GPS, reconfigurando as rotas cerebrais e oferecendo novos caminhos para a recuperação. Pesquisas como a de Scott et al. (2017) demonstram que o neurofeedback pode alterar padrões cerebrais associados ao *craving*, ou desejo intenso, ajudando indivíduos a encontrar rotas alternativas para longe da dependência.

As adições são como nós complexos que aprisionam a mente em um ciclo de compulsão. O neurofeedback entra como um habilidoso desatador de nós, auxiliando na distensão dessas amarras neurais. Estudos como o de Sokhadze et al. (2018) mostram que o treinamento com neurofeedback pode ajudar a reduzir a impulsividade e melhorar a autocontrole em pacientes com adição, contribuindo para um processo de recuperação mais estável e resiliente.

O desejo é como um rio caudaloso que corta a paisagem mental, e as pontes para cruzá-lo sem cair em suas águas turbulentas são frágeis. O neurofeedback tem o potencial de fortalecer essas pontes, reforçando as estruturas de suporte por meio do treinamento e da neuroplasticidade. A pesquisa de Hanlon et al. (2013) indica que o neurofeedback pode ser eficaz em melhorar a regulação das áreas cerebrais responsáveis pela tomada de decisões e pela inibição comportamental, fundamentais na superação das adições.

As aplicações do neurofeedback não se limitam aos exemplos anteriores, vão além e alcançam inúmeras possibilidades na restauração da saúde, prevenção e potencialização do funcionamento cerebral. Estar sempre atento à nossa sinfonia permite compreender e agir sobre o mundo de forma mais saudável e, por que não dizer, harmoniosa.

7.

ALÉM DO HORIZONTE: ORQUESTRANDO O FUTURO DO BEM-ESTAR COM NEUROFEEDBACK

Ao cruzarmos o limiar final da nossa expedição literária pelo fascinante universo do neurofeedback, convidamos nossos olhares a cruzarem o horizonte onde os primeiros raios de um futuro brilhante em neuromodulação despontam. Este capítulo não sinaliza um fim, mas estende a mão para um novo começo que se engrandece para além das palavras e páginas que aqui repousam.

Nossa narrativa desdobrou-se através dos tempos, revelando que a busca para compreender e modelar nosso mais enigmático órgão tem sido uma epopeia, repleta de reviravoltas e triunfos dignos de uma saga épica. Observamos como, de raízes humildes,

CAPÍTULO 7

o neurofeedback brotou e cresceu, fortalecendo-se robustamente, alimentando a promessa de dias em que o conhecimento e a tecnologia serão ainda mais acessíveis e disseminados entre todos.

Os avanços científicos têm se multiplicado, uma expansão exponencial que atesta não apenas um interesse crescente, mas uma sólida base de evidências reforçando sua eficácia em uma miríade de contextos. Com essa evolução contínua, o panorama do neurofeedback está em constante metamorfose, o que nos instiga a permanecer em aprendizado contínuo e atentos ao fluir deste campo dinâmico.

Em minha trajetória profissional, encontrei inúmeras histórias onde o neurofeedback foi o farol que guiou indivíduos de volta ao caminho da organização cerebral e da recuperação. Ao testemunhar a formação de inúmeros profissionais, compartilhei da alegria de ver a vida de muitos ser transformada. Longe de ser um elixir milagroso, é uma prática fundamentada, capaz de navegar embarcações pela tempestade até a serenidade de mares tranquilos.

Ainda há muitas milhas a serem exploradas, tanto em pesquisa quanto na propagação deste conhecimento, desfazendo mitos e conquistando novos territórios, com o objetivo de ampliar o alcance desta técnica transformadora.

Com estas palavras, concluo nossa jornada, mas não nossa conversa. Convido você a se tornar maestro da sua própria orquestra cerebral, a escutar sua melodia interna, a afinar cada instrumento e, com a batuta da ciência e do autoconhecimento, orquestrar os ajustes necessários para uma sinfonia de bem-estar e harmonia. Por fim, convido-lhe a, como eu, amar o nosso grande maestro, o neurofeedback!

REFERÊNCIAS

Amin Dehghani, H. S.-Z.-A.-Z. (2023). Neural modulation enhancement using connectivity-based EEG neurofeedback with simultaneous fMRI for emotion regulation. NeuroImage, 279, 120320.

Anghinah, R. C. (2005). Estudo da coerência do eletrencefalograma na banda de frequência alfa em indivíduos adultos normais: resultados preliminares em 10 casos. Arquivos De Neuro-psiquiatria, 63(1), 83–86.

Arnemann, K. L.; Chen, A. J. W.; Novakovic-Agopian, T.; Gratton, C.; Nomura, E. M.; D'Esposito, M. Functional Brain Network Modularity Predicts Response to Cognitive Training after Brain Injury. Neurology, 2020.

Askovic, M.; Soh, N.; Elhindi, J.; Harris, A. W. F. Neurofeedback for Post-Traumatic Stress Disorder: Systematic Review and Meta-Analysis of Clinical and Neurophysiological Outcomes. Eur J Psychotraumatol. 2023;14(2):2257435. doi: 10.1080/20008066.2023.2257435. Epub 2023 Sep 21. PMID: 37732560; PMCID: PMC10515677.

Bazanova, O. M.; Vernon, D. Interpreting EEG Alpha Activity. Neuroscience and biobehavioral reviews, 44, 94–110. 2014. Disponível em: <https://doi.org/10.1016/j.neubiorev.2013.05.007>. Acesso em: 29 de jan. de 2024.

Becerra, J.; Fernández, T.; Roca-Stappung, M.; Díaz-Comas, L.; Galán, L.; Bosch, J.; Espino, M.; Moreno, A. J.; Harmony, T. Neurofeedback in Healthy Elderly Human Subjects with Electroencephalographic Risk for Cognitive Disorder. Journal of Alzheimer's Disease, 2020.

Bowyer, S. M. Coherence a Measure of The Brain Networks: Past and Present. Neuropsychiatr Electrophysiol 2, 1. 2016. Disponível em: <https://doi.org/10.1186/s40810-015-0015-7>. Acesso em: 29 de jan. de 2024.

Buzsáki, G. (2006). Rhythms of the brain. New York: Oxford University Press.

Cheon, E. J.; Koo, B. H.; Choi, J. H. The Efficacy of Neurofeedback in Patients with Major Depressive Disorder: An Open Labeled Prospective Study. Applied Psychophysiology and Biofeedback, 2019.

Cortese, S.; Ferrin, M.; Brandeis, D.; Holtmann, M.; Aggensteiner, P.; Daley, D.; Santosh P.; Simonoff E.; Stevenson J.; Stringaris A.; Sonuga-Barke E. J. S.; European ADHD Guidelines Group (EAGG). Neurofeedback for Attention-Deficit/Hyperactivity Disorder: Meta-Analysis of Clinical and Neuropsychological Outcomes From Randomized Controlled Trials. Journal of the American Academy of Child & Adolescent Psychiatry, 2020.

Cortoletti, P.; Manoni, A.; Corrias, M.; Pili, R. The Effectiveness of Neurofeedback for the Treatment of Sleep Disorders: A Systematic Review and Meta-Analysis. Sleep Medicine Reviews, 2020.

Cristofori, I.; Cohen-Zimerman, S.; Grafman, J. Funções executivas. Handb Clin Neurol. 2019;163:197-219. DOI: 10.1016/B978-0-12-804281-6.00011-2. PMID: 31590731.

Dalgleish, T.; Black, M.; Johnston, D.; Bevan, A. Transdiagnostic Approaches to Mental Health Problems: Current Status and Future Directions. J Consult Clin Psychol. 2020 Mar;88(3):179-195. doi: 10.1037/ccp0000482. PMID: 32068421; PMCID: PMC7027356.

Donoghue, T.; Dominguez, J.; Voytek, B. Electrophysiological Frequency Band Ratio Measures Conflate Periodic and Aperiodic Neural Activity. eNeuro. 2020 Dec 22;7(6):ENEURO.0192-20.2020. doi: 10.1523/ENEURO.0192-20.2020. PMID: 32978216; PMCID: PMC7768281.

Geladé, K.; Bink, M.; Janssen, T. W. P.; Geladé, R.; van Mourik, R.; Maras, A.; Oosterlaan, J. Neurofeedback and Cognitive Training for Children with ADHD: A Meta-Analysis of Behavioral and Neurocognitive Outcomes. Applied Psychophysiology and Biofeedback, 2021.

Gonçalves, A. P.; Silvado, C. E.; Meira, I. D.; Bragatti, J. A.; Caboclo, L. O.; Guaranha, M. B.; Conceição, P. O.; Oliveira, P. A. L.; Marinho, T. F.

Tradução e adaptação para a Língua Portuguesa - Brasil do glossário revisado dos termos mais comumente usados por eletroencefalografistas clínicos e proposta atualizada do formato do laudo de EEG (IFCN Revisão 2017). Clin Neurophysiol Pract. 2022 Feb 17;7:78-95. doi: 10.1016/j.cnp.2021.12.003. PMID: 35313603; PMCID: PMC8933678.

Gruzelier, J. EEG-Neurofeedback for Optimising Performance. I: A Review of Cognitive and Affective Outcome in Healthy Participants. International Journal of Psychophysiology, 2014.

Hammer, B. U.; Colbert, A. P.; Brown, K. A.; Ilioi, E. C. Neurofeedback for Insomnia: A Pilot Study of Z-Score SMR and Individualized Protocols. Applied Psychophysiology and Biofeedback, 2019.

Hammond, D. C. Neurofeedback Treatment of Depression and Anxiety. Journal of Adult Development, 2005.

Hanlon, C. A.; Hartwell, K. J.; Canterberry, M.; Li, X.; Owens, M.; LeMatty, T.; Prisciandaro J. J.; Borckardt, J.; Brady, K. T.; George, M. S. Reduction of Cue-Induced Craving through Realtime Neurofeedback in Nicotine Users: The Role of Region of Interest Selection and Multiple Visits. Psychiatry Research: Neuroimaging, 2013.

Jackson, L. E.; Han, Y. J.; Evans, L. H. The Efficacy of Electroencephalography Neurofeedback for Enhancing Episodic Memory in Healthy and Clinical Participants: A Systematic Qualitative Review and Meta-Analysis. Neuroscience and biobehavioral reviews, 155, 105455. 2023. Disponível em: <https://doi.org/10.1016/j.neubiorev.2023.105455>. Acesso em: 29 de jan. de 2024.

Kober, S. E.; Witte, M.; Stangl, M.; Väljamäe, A.; Neuper, C.; Wood, G. Shutting Down Sensorimotor Interference Unblocks the Networks for Stimulus Processing: An SMR Neurofeedback Training Study. Clinical Neurophysiology: Official Journal of the International Federation of Clinical Neurophysiology, 126(1), 82–95. 2015. Disponível em: <https://doi.org/10.1016/j.clinph.2014.03.031>. Acesso em: 29 de jan. de 2024.

Koberda, J. L., Koberda, P., Bienkiewicz, A. A., Moses, A., & Koberda, L. Neurorehabilitation and Neural Repair, 2016.

Liu, S.; Hao, X.; Liu, X.; He, Y.; Zhang, L.; An, X.; Song, X.; Ming, D. Sensorimotor Rhythm Neurofeedback Training Relieves Anxiety in Healthy People. Cognitive neurodynamics, 16(3), 531–544. 2022. Disponível em : <https://doi.org/10.1007/s11571-021-09732-8>. Acesso em: 29 de jan. de 2024.

Marzbani, H.; Marateb, H. R.; Mansourian, M. Neurofeedback: A Comprehensive Review on System Design, Methodology and Clinical Applications. Biological Psychology, 2020.

McFarland, D. J.; Sarnacki, W. A.; Wolpaw, J. R. Effects of Training Pre-Movement Sensorimotor Rhythms on Behavioral Performance. J Neural Eng. 2015 Dec;12(6):066021. doi: 10.1088/1741-2560/12/6/066021. Epub.

Mockevičius, A.; Šveistytė, K.; Griškova-Bulanova, I. Individual/Peak Gamma Frequency: What Do We Know?. Brain Sci. 2023 May 12;13(5):792. doi: 10.3390/brainsci13050792. PMID: 37239264; PMCID: PMC10216206.

Norman, L. J.; Carlisi, C.; Lukito, S.; Hart, H.; Mataix-Cols, D.; Radua, J.; Rubia, K. Structural and Functional Brain Abnormalities in Attention-Deficit/Hyperactivity Disorder and Obsessive-Compulsive Disorder: A Comparative Meta-analysis. JAMA Psychiatry, 2016.

Othmer, S. (2015). History of neurofeedback. pp. 10.1201/b18671-4.

Peeters, F.; Ronner, J.; Bodar, L.; van Os, J.; Lousberg, R. Neurofeedback As a Treatment for Major Depressive Disorder – A Pilot Study. PLoS ONE, 2014.

Reiner, M.; Rozengurt, R.; Barnea, A. Better than Sleep: Theta Neurofeedback Training Accelerates Memory Consolidation. Biological Psychology, 2019.

Ring, C.; Kavussanu, M.; Driska, A. Effects of Neurofeedback on the Short- and Long-Term Acquisition of a Motor Skill. Psychology of Sport and Exercise, 2017.

Ros, T.; Enriquez-Geppert, S.; Zotev, V.; Young, K. D.; Wood, G.; Whitfield-Gabrieli, S.; Thibault, R. T. ; et al. Consensus on the Reporting and Experimental Design of Clinical and Cognitive-Behavioural Neurofeedback Studies (CRED-nf checklist). Frontiers in Behavioral Neuroscience, 2017.

Schabus, M.; Heib, D. P. J.; Lechinger, J.; Griessenberger, H.; Klimesch, W.; Pawlizki, A.; Kunz, A. B.; Sterman, B. M.; Hoedlmoser, K. Enhancing Sleep Quality and Memory in Insomnia Using Instrumental Sensorimotor Rhythm Conditioning. Biological Psychology, 2014.

Scott, W. C.; Kaiser, D.; Othmer, S.; Sideroff, S. I. Effects of an EEG Biofeedback Protocol on a Mixed Substance Abusing Population. The American Journal of Drug and Alcohol Abuse, 2017.

Scott, W. C.; Kaiser, D.; Othmer, S.; Sideroff, S. I. Effects of an EEG Biofeedback Protocol on a Mixed Substance Abusing Population. Applied Psychophysiology and Biofeedback, 2019.

Sitaram, R.; Ros, T.; Stoeckel, L.; Haller, S.; Scharnowski, F.; Lewis-Peacock, J.; Weiskopf, N.; Blefari, M. L.; Rana, M.; Oblak, E.; Birbaumer, N.; Sulzer, J. Closed-Loop Brain Training: The Science of Neurofeedback. Nature Reviews Neuroscience, 2017.

Sokhadze, T. M.; Cannon, R. L.; Trudeau, D. L. EEG Biofeedback as a Treatment for Substance Use Disorders: Review, Rating of Efficacy, and Recommendations for Further Research. Applied Psychophysiology and Biofeedback, 2018.

Sterman, M. B. Physiological Origins and Functional Correlates of EEG Rhythmic Activities: Implications for Self-Regulation. Biofeedback and self-regulation, 21(1), 3–33. 1996. Disponível em: <https://doi.org/10.1007/BF02214147>. Acesso em: 29 de jan. de 2024.

Tudor, M. T. (2005). Hans Berger (1873-1941)--povijest elektroencefalografije [Hans Berger (1873-1941)--the history of electroencephalography]. Acta medica Croatica : casopis Hrvatske akademije medicinskih znanosti, pp. 59(4), 307–313

Wang, P. N.; Hsieh, C. J. Neurofeedback Training Improves Attention and Working Memory Performance. Clinical Neurophysiology, 2013.

Zoefel, B.; Huster, R. J.; Herrmann, C. S. Neurofeedback Training of the Upper Alpha Frequency Band in EEG Improves Cognitive Performance. NeuroImage, 2011.